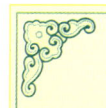

国医绝学百日通

三高的饮食疗法

李玉波　翟志光　袁香桃 ◎ 主编

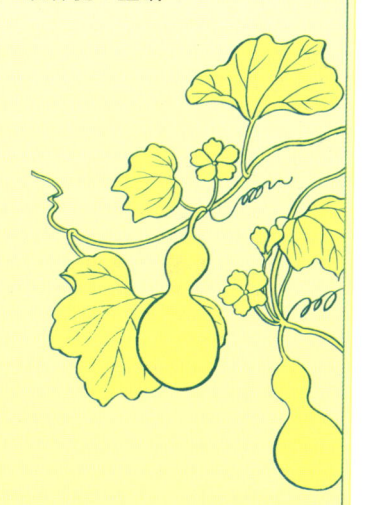

中国科学技术出版社
· 北 京 ·

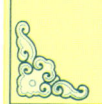

图书在版编目（CIP）数据

三高的饮食疗法 / 李玉波, 翟志光, 袁香桃主编. — 北京：中国科学技术出版社, 2025.2
（国医绝学百日通）
ISBN 978-7-5236-0766-4

Ⅰ. ①三… Ⅱ. ①李… ②翟… ③袁… Ⅲ. ①高血压—食物疗法②高血脂病—食物疗法③高血糖病—食物疗法 Ⅳ. ①R247.1

中国国家版本馆CIP数据核字（2024）第098705号

策划编辑	符晓静　李洁　卢紫晔
责任编辑	曹小雅　王晓平
封面设计	博悦文化
正文设计	博悦文化
责任校对	张晓莉
责任印制	李晓霖

出　　版	中国科学技术出版社
发　　行	中国科学技术出版社有限公司
地　　址	北京市海淀区中关村南大街 16 号
邮　　编	100081
发行电话	010-62173865
传　　真	010-62173081
网　　址	http://www.cspbooks.com.cn

开　　本	787毫米×1092毫米　1/32
字　　数	4100千字
印　　张	123
版　　次	2025 年 2 月第 1 版
印　　次	2025 年 2 月第 1 次印刷
印　　刷	小森印刷（天津）有限公司
书　　号	ISBN 978-7-5236-0766-4 / R·3282
定　　价	615.00元（全41册）

（凡购买本社图书，如有缺页、倒页、脱页者，本社销售中心负责调换）

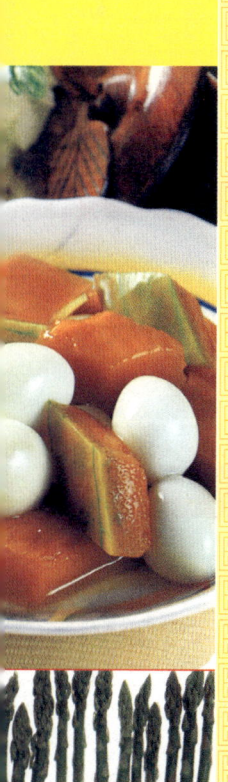

《目录》

自测你离高血压还有多远..................1
自测你离高血脂还有多远..................2
自测你离糖尿病还有多远..................3

第一章 教你全面认识"三高"

"三高"的诊断标准..................5
"三高"对健康的危害..................6
"三高"之间的关系..................8
哪些人群最易被"三高"困扰..................10
远离"三高",从饮食做起..................12

第二章 降"三高"的主要营养素推荐

维生素C..................15	钾..................27
锌..................17	辅酶Q10..................28
钙..................19	可溶性膳食纤维....29
铬..................21	共轭亚麻油酸....30
植物固醇..................23	β-胡萝卜素..................31
ω-3脂肪酸..................25	

第三章 预防"三高"的天然食材

绿豆..................33	燕麦..................37
玉米..................35	核桃仁..................39

黑木耳 ... 41	芦笋 ... 53	
芹菜 ... 43	西蓝花 ... 55	
苦瓜 ... 45	菠菜 ... 57	
南瓜 ... 47	胡萝卜 ... 59	
洋葱 ... 49	苹果 ... 61	
山药 ... 51	深海鱼 ... 63	

第四章 调理"三高"的汉方草药

中药治疗"三高"的注意事项 ... 65	夏枯草 ... 69	银杏叶 ... 72
刺五加 ... 68	淫羊藿 ... 70	槐花 ... 72
葛根 ... 68	丹参 ... 70	枸杞子 ... 73
菊花 ... 69	山楂 ... 71	何首乌 ... 73
	灵芝 ... 71	

第五章 适宜"三高"人群的保健品

红曲 ... 75	绿茶粉 ... 78	甘蔗原素 ... 81
卵磷脂 ... 75	蒜精 ... 78	葡萄籽 ... 81
深海鱼油 ... 76	蜂胶 ... 79	番茄红素 ... 82
纳豆 ... 76	蜂王浆 ... 79	蔓越莓(小红莓) ... 82
罗布麻茶 ... 77	酵母片 ... 80	甲壳素 ... 83
银杏 ... 77	螺旋藻 ... 80	月见草油 ... 83

第六章 "三高"人群饮食、烹饪有讲究

"三高"家庭必须掌握的烹调技巧 ... 85
合理安排"三高"人群的饮食营养 ... 88
"三高"人群须避免的饮食营养摄取方式 ... 91

自测你离高血压有多远

高血压是指动脉血压异常增高。高血压对人体危害极大,可引起脑中风、心绞痛、脑出血、脑梗死、蛛网膜下腔出血、大动脉瘤等疾病。回答下列问题,看一看你离高血压还有多远?

检测试题:

1. 超过标准体重很多。
2. 眼睛看东西模糊。
3. 有时会感觉到头痛、肩痛。
4. 日常饮食、作息不规律。
5. 常常忘记要做的事情。
6. 年龄在40岁以上。
7. 有吸烟嗜好。
8. 几乎天天饮酒。
9. 直系亲属中有人患高血压。
10. 上下楼梯出现气短。
11. 经常有应酬。
12. 很容易疲劳,且难以恢复。
13. 平时几乎不运动。
14. 下肢出现静脉曲张。
15. 胆固醇和甘油三酯增高。
16. 必须服用安眠药才能入睡。
17. 检查出蛋白尿或糖尿。
18. 已经开始服用心脏病药物。
19. 精神压力很大。
20. 饮食中不注意控制盐的摄取。

评分标准:

答"是"得3分,答"不一定"得1分,答"否"得0分。

评定结果:

得分	健康级别评定	你应该做的
0~9分	安全	你现在基本没有患高血压的危险,但是如果直系亲属或祖父母中有高血压患者,就应该经常注意检查自己的血压状况
10~24分	不安全	你必须关注造成高血压的原因,在保证健康的生活方式的前提下,你也许可以控制自己的血压,但40岁以后要经常测量血压
25~39分	要特别注意	在这个得分段的人,基本可视为高血压危险人群,应该立即开始改善饮食和日常生活习惯,定期测量血压;另外不要忘记检查是否有血脂代谢异常、糖尿病等
40分以上	危险	在这个得分段的人,患高血压的概率很高,如果对此漠不关心,很可能导致脑血管疾病和心脏病,最好赶快到医院检查,并听从医生的建议

自测你离高血脂还有多远

高血脂是一种血液异常的状态，严重者可引起脑出血、脑梗死、心绞痛、心肌梗死、大动脉瘤等疾病。回答以下问题，看看你是否有患高血脂的危险。

检测试题：

1. 总胆固醇值大于250毫克每分升。
2. 甘油三酯值大于200毫克每分升。
3. 高密度脂蛋白胆固醇值低于40毫克每分升。
4. 低密度脂蛋白胆固醇值大于130毫克每分升。
5. 患有糖尿病或者处于高血糖临界值。
6. 血尿酸值偏高。
7. 和水产类相比，更喜欢吃家畜肉。
8. 不喜欢生食蔬菜。
9. 很少吃水果。
10. 不喜欢吃葱、洋葱等。
11. 有吸烟的习惯。
12. 每天晚餐都要喝酒。
13. 吃面包时要抹黄油和奶酪。
14. 喜欢吃鱼子等高脂肪、高营养食物。
15. 平时不太喝水。
16. 不怎么运动。
17. 容易出汗。
18. 小便的颜色比较黄。
19. 身体较肥胖。
20. 对外界刺激比较敏感。

评分标准：

答"是"得3分，答"不一定"得1分，答"否"得0分。

评定结果：

得分	健康级别评定	你应该做的
0～9分	安全	基本不会有血脂异常的担忧，但是应避免因进食时间和具体食物搭配不当而导致的血脂异常，并且要时常注意自己的体重
10～24分	不安全	因血脂异常导致动脉粥样硬化等症的概率不高，但还要特别注意包括糖尿病等生活习惯病的防范，最好定期做检查
25～39分	要特别注意	如果是这个阶段的得分，基本可划分为危险人群；在今后的生活中，要努力改善饮食习惯，谨防肥胖、高血压、糖尿病、高尿酸症等疾病
40分以上	危险	你的血脂可能异常了。血脂异常可导致血液黏稠、血液流动速度减慢，进而导致动脉粥样硬化，随之患脑梗死和心肌梗死的风险也增加，应及早检查并接受治疗

自测你离糖尿病还有多远

糖尿病多是因为胰腺分泌胰岛素功能出现障碍,进而导致血糖代谢异常的一种疾病。糖尿病可引发白内障、动脉粥样硬化、心绞痛等疾病,严重影响生活质量。阅读下面的20个测试题,并根据实际情况做出选择,测一测自己患糖尿病的危险程度。

检测试题:

1. 经常感到口渴,喝水或其他饮料明显增多。
2. 每日均会饮酒。
3. 皮肤易感染。
4. 经常感到手足末端麻木。
5. 白天容易疲劳、常感困倦。
6. 视力下降得厉害。
7. 体重超重。
8. 直系亲属中有患糖尿病的。
9. 记性差。
10. 容易患牙周炎。
11. 脱发情况很严重。
12. 不易解除疲劳。
13. 易伤风感冒。
14. 睡眠时间短。
15. 有时会患膀胱炎。
16. 性欲减退。
17. 空腹时检查出血糖高。
18. 尿中总能见白沫,尿液透明。
19. 小便时可闻到酸臭味。
20. 年龄在40岁以上。

评分标准:

答"是"得3分,答"不一定"得1分,答"否"得0分。

评定结果:

得分	健康级别评定	你应该做的
0~9分	安全	除了直系亲属中有糖尿病患者的,无须担心患糖尿病。适当的运动、有规律的生活习惯可以预防糖尿病。
10~24分	不安全	有患糖尿病的风险;要注意饮食和运动,坚持一年做一次定期检查。
25~39分	要特别注意	可能已经患糖尿病了。建议去医院做尿糖、糖化血红蛋白、空腹血糖等检查;同时,要注意合理饮食和适当运动,调整身体状态。
40分以上	危险	疑似糖尿病。建议去医院就医,开始接受相应的治疗。

第一章 教你全面认识"三高"

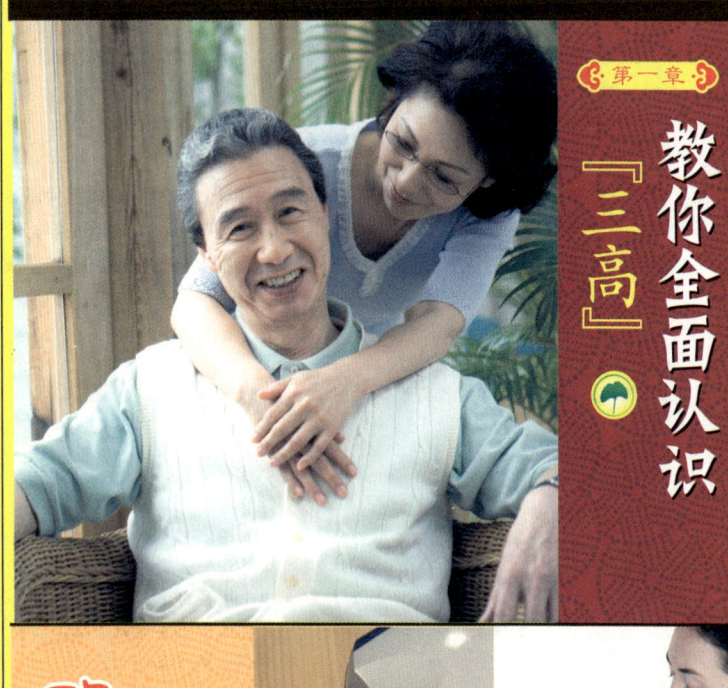

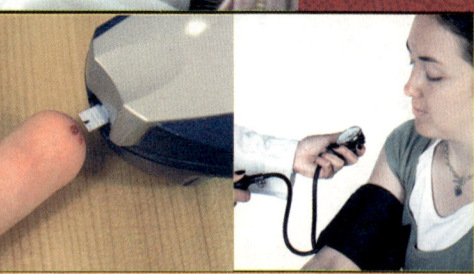

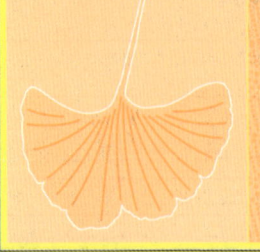

警……

"三高"是指高血压、高血糖和高血脂，它是现代社会派生出来的"富贵病"。"三高"之间既相互联系又相互影响，对人体有着极大的危害。在本章，我们将为您全面解读"三高"之间的关系，帮助您正确认识"三高"的危害并尽可能让你远离"三高"，从而拉近自己与健康的距离。

"三高"的诊断标准

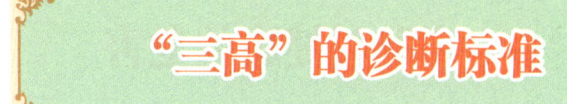

高血压的诊断标准

在未用抗高血压药的情况下，收缩压（高压）≥140毫米汞柱和（或）舒张压（低压）≥90毫米汞柱称为高血压。患者既往有高血压史，目前正在用抗高血压药，血压虽低于140/90毫米汞柱，也应该断为高血压。

高血脂的诊断标准

一般情况下，成年人空腹时，血清总胆固醇超过5.72毫摩尔/升，甘油三酯超过1.70毫摩尔/升，即为高脂血症。据此，高脂血症通常可以分为4种类型：低高密度脂蛋白血症、高胆固醇血症、高甘油三酯血症、混合型高脂血症。

高血糖的诊断标准

血糖检查项目	正常毫摩尔/升	糖调节（糖耐量）受损毫摩尔/升	糖尿病毫摩尔/升
空腹血糖	<5.6	5.6～6.9	≥7.0
餐后2小时血糖	和<7.8	和（或）7.8～11.1	和（或）>11.1
糖耐量实验（服糖后2小时血糖）	<7.8	7.8～11.1	>11.1

注：这里的餐后2小时，常常以进餐100克馒头为标准，因为进餐的多少直接影响血糖的高低。

根据上表基本就可以确诊糖尿病患者，也可以排除非糖尿病患者。

"三高"对健康的危害

高血压的危害

　　高血压是表现为持久性的动脉收缩压高于140毫米汞柱，或舒张压高于90毫米汞柱的一种血管性全身慢性疾病。高血压的发生非常普遍，且发病年龄逐渐趋向年轻化，严重者还会诱发多种疾病，其具体的危害如下。

◎高血压会导致脑血管缺血或变性，从而引发脑出血或者脑血栓，也就是通常所说的中风。严重时，患者还会出现残疾，甚至死亡。

◎血压升高后，对于心脏的排血功能会造成阻力，导致心脏超负荷工作，而左心室为了克服阻力会加强肌肉收缩，从而引起左心室肥厚、扩大，最终可能引发心力衰竭。

◎高血压会造成动脉血管负担加重及受损，进而造成动脉粥样硬化。另外，动脉血管出现硬化后，会因失去弹性、管腔狭窄、血液流通受阻而造成血液流动速度减慢，以致发生血栓等疾病。

◎高血压易致眼底视网膜小动脉发生痉挛、硬化，血压急剧升高还会导致视网膜出血等。

◎长期持续高血压会造成肾小动脉硬化，从而导致肾脏供血不足，以致肾功能被破坏，引起肾衰竭。另外，肾功能的衰退还会造成人体内代谢产物或有毒物质不能及时排出体外，从而诱发尿毒症。

高血脂的危害

　　高血脂是血液状态异常的表现，是由脂蛋白（蛋白质和脂质，即胆固醇、甘油三酯、磷脂所组成的球形大分子复合物）在血液中增多所引起的。其危害性大，主要表现在以下4个方面。

◎高血脂早期和轻度时，几乎没有任何感觉。它的致病过程非常缓慢，常常是从青壮年甚至幼儿时期就开始了。因为患者无明显不适的感觉，往往不能及时发现，从而得不到及时的治疗，最终导致病情进一步恶化。

◎人体血清中脂类物质的增多会造成血液黏稠度升高，从而使脂类物质沉积于动脉血管壁上，继而发生纤维组织增生，以致在动脉血管内形成粥样硬化斑块，导致人的体力、脑力、肾功能、心肌功能逐渐减退，由此产生一系列由动脉粥样硬化造成的疾病。

◎血脂异常是造成冠心病及其高致残率、高致死率的主要原因，其中血清总胆固醇、低密度脂蛋白胆固醇水平的升高可作为冠心病的独立发病因素。

◎高血脂还可能诱发心肌梗死、脂肪肝、糖尿病、胆石症、胰腺炎、脑中风等多种疾病。

高血糖的危害

高血糖是指血糖升高、尿中含糖量高，主要由胰腺分泌胰岛素功能障碍所致。血糖高为糖尿病的典型特征之一，糖尿病除有慢性高血糖表现外，还有饮水多、进食多、排尿多、体重减少的"三多一少"症状。高血糖的危害也很大，具体表现如下。

◎糖尿病一旦发病，即为终生疾病，患者不仅需要终生接受治疗，生活质量也难以保证。

◎血糖持续升高、反复波动对患者危害极大，会造成人体出现器质性病变，甚至导致不可逆的损伤。

◎严重影响人体的微小血管、大血管、神经等，引发心脑血管疾病，如高血压、冠心病、中风等，同时还会引发白内障、肾衰等。另外还会引起一些神经系统的症状，如手足麻木、剧痛、刺痛，严重者还会引起糖尿病足病，导致足部感染、坏疽。

◎糖尿病还可诱发低血糖、酮症酸中毒、非酮症高渗性昏迷、乳酸性酸中毒等多种急性并发症。

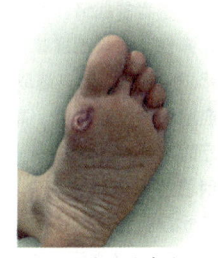

糖尿病严重者会引起糖尿病足病

"三高"之间的关系

很多患者去医院检查，常常会在化验单上看到血压、血糖、血脂均超过正常值的现象，为什么它们经常会同时出现呢？下面就对它们之间的关系做一下具体的分析。

高血压与高血脂——并存共生

高血压与高血脂经常会同时发生，主要原因如下。

◎**高血脂可诱发高血压**。正常人的血管内膜是光滑流畅的，当血脂增高时，血液黏度就会随之增高，使血流阻力增加，导致血压升高。当血脂增高时，血液中的低密度脂蛋白等脂类物质在血管壁上沉积，可造成血管硬化，使血管壁弹性下降，血压升高。如果沉积过多过久，还会形成黄色粥样斑块。血管壁上沉积的斑块越多，人体血管管腔就会变得越狭窄，血流阻力增加，从而使血压升高。

◎**高血脂会加重高血压患者的病情**。血管内壁受损往往是高血压患者普遍存在的问题，因而如果发生高血脂，脂类物质就会沉积于血管壁，则会加重高血压患者的病情。而且高血脂发生后，患者体内会出现动脉硬化、血管失去弹性、血流速度减慢、血液流通受阻等问题，以致诱发心肌梗死、脑梗死、血栓等病变，造成高血压进一步恶化。

◎**高血脂增加降压难度**。高血脂会降低抗高血压药的敏感性，从而增加降压治疗的难度。

◎**同时患有高血脂和高血压易致冠心病**。高血脂和高血压同时发生的患者，其冠心病的发病率大大高于只患其中一种疾病的患者。

◎**易诱发其他并发症**。高血压和高血脂的合并发生，可诱发动脉粥样硬化、冠心病等多种疾病。其中，最易引发动脉粥样硬化的高血压还会造成糖耐量递减或诱发高血糖。

高血压与高血糖——同宗同源

两者为同源性疾病

很多高血压患者特别是肥胖型高血压患者常伴有糖尿病，而糖尿病也较多地伴有高血压。因此，两者被称为同源性疾病，其具体原因如下。
◎高血压与糖尿病可能存在共同的遗传基因。
◎高血糖易引起肾脏损伤，肾脏受损后可使血压升高。
◎高血糖患者的血管对具有升压作用的血管紧张素比较敏感，易使血压升高。
◎血糖增高易导致血液黏稠度增加，从而使血管壁受损，血管阻力增加，易引起高血压。

两者有共同的发病机制

高血压和高血糖有着共同的发病机制，两者相互影响。具体表现如下。
◎血糖升高会造成血管内皮细胞产生毒性，以致血管收缩增强、血管壁增厚、血管内径狭窄、外周阻力增大，进而导致患者血压升高。
◎高血糖会增加人体肾小球血管所承受的压力，继续发展可造成肾功能受损，进而诱发高血压。

高血脂与高血糖——相继出现

很多糖尿病患者都伴有高血脂，因此人们通常把糖尿病与高血脂称为姐妹病，并认为高血脂是糖尿病的继发症。两者的相互关系如下。
◎糖尿病常伴有脂代谢紊乱，其特点是甘油三酯增高和高密度脂蛋白降低。
◎当糖尿病患者的胰岛素分泌不足时，体内脂酶活性会减低，易导致血脂增高。
◎2型糖尿病患者是由进食过多、运动过少造成的，这会促使体内脂类合成增多，这也是造成血脂增高的原因。
◎肥胖型的高血脂患者，易产生胰岛素抵抗，继而诱发糖尿病。

哪些人群最易被"三高"困扰

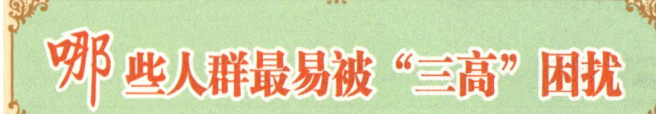

高血压易患人群

◎**有家族病史者**：由于同一个家族常常有着共同的生活方式、饮食习惯，故一个家族中如果有高血压病史者，那么其他成员就可能具备了容易引起高血压的体质。

◎**嗜咸食者**：人体内的盐分含量与血压成正比，因此摄取过多的食盐会造成血压升高。

◎**饮食结构不合理者**：高油脂、高热量、高糖、高胆固醇等不合理的饮食结构，会造成人体内脂肪含量迅速增多，从而引发肥胖症、糖尿病及高血脂等，而这些疾病又是高血压发生的重要原因。

◎**体重过重者**：人的体重与血压呈正比，体重越重，血压就越高，因而患高血压的概率也就越大。

◎**长期吸烟者**：香烟中所含的烟碱和镉易造成人体交感神经过度兴奋，也可造成血压升高。

◎**酗酒者**：长期、大量饮酒会造成人体内的皮质激素和儿茶酚胺含量升高，从而诱发高血压。

◎**压力过大者**：一般情况下，精神长期处于紧绷、紧张状态下的人，比较容易患高血压。

高血脂易患人群

◎**有家族病史者**：家族中有高血脂、心肌梗死、心绞痛等病史的人群，其体内很可能有先天性脂类物质或脂蛋白代谢缺陷。

◎**某些疾病的患者**：糖尿病、高血压、肝肾疾病等都有可能发展为继发性高血脂。其中，最易发生高血脂的人群为糖尿病和高血压患者。

◎ **肥胖者**：体形越肥胖，尤其是腹部脂肪越多的人，其体内的甘油三酯水平就越高，就越容易患高血脂。

◎ **中老年人**：高血脂的发病率常随年龄的增加而增高，其发生的高峰年龄通常为：女性50～69岁，男性45～69岁。

肥胖者、嗜咸食者、酗酒者、吸烟者以及压力过大者都是高血压的常客

◎ **生活方式不健康者**：如作息不规律、熬夜、长期酗酒、吸烟、饮食不规律等不良生活方式，都会造成人体血液中的甘油三酯水平持续偏高，从而诱发高血脂。

◎ **情绪易波动者**：长期处于紧张、暴躁、愤怒、抑郁、悲观等不良情绪之中的人，都属于高血脂的易患人群。

◎ **缺乏运动者**：缺乏运动不仅会大大降低人体的抵抗力，同时还会造成体内脂肪积蓄、胆固醇和甘油三酯水平升高。统计表明，长期静坐的脑力劳动者患高血脂的概率大大高于体力劳动较多的工人和农民。

◎ **其他易患人群**：绝经女性、胆固醇水平轻度偏高或处于边缘水平的人群等，也属于高血脂的易患人群。

糖尿病易患人群

◎ **有糖尿病家族病史者**：与糖尿病患者有血缘关系的家庭成员，其胰腺功能可能存在先天缺陷或障碍，因而血糖较难平衡。

◎ **出生时体重过轻者**：婴儿出生时体重过轻，多是发育不全或营养不良所致，因而其体内的胰腺 β 细胞可能发育不健全，导致无法正常分泌胰岛素。

◎ **婴儿期胰岛素细胞受损者**：由于在有糖尿病家族病史的婴儿体内，自身具有的免疫功能会将牛奶中的牛血清蛋白当作胰岛素细胞蛋白，从而对其产生抵抗和攻击，使胰岛素细胞受损，因而易患糖尿病。

◎ **中老年肥胖及饮食不当者**：中老年肥胖者，尤其是因饮食不当导致的腹部肥胖者，是发病可能性最大的糖尿病易感人群，且易发生Ⅱ型糖尿病。

远离"三高",从饮食做起

面对美食,很多"三高"患者都强迫自己避而远之。其实,完全不必这样,只要在生活中多花点心思,学会聪明的饮食,吃得健康与吃得美味就不会矛盾。不妨参照下列方案来设计自己的日常饮食吧!

食物多样,以谷类为主

谷类食物中米糠和胚芽部分含有丰富的B族维生素和维生素E,能促进血液循环,还能帮助人们消除沮丧烦躁的情绪,使人充满活力;谷类食物中的米糠和胚芽部分还含有丰富的钾、镁、锌、铁、锰等微量元素,有助=于降低血压,有利于预防心血管疾病。谷类食物中还保留了大量膳食纤维,能与胆汁中的胆固醇结合,促进胆固醇的排出,从而帮助高血脂患者降低血脂。

应多吃奶类、豆类及其制品

奶类、豆类及其制品均为营养佳品,除含有高质量的蛋白质外,还含有钙、铁、B族维生素等。奶、豆类食物中所含的蛋白质不仅能增强血管的弹性,还能清除血液中过量的钠,所以能防止动脉硬化、高血压的发病;奶、豆类食物中还含有一种耐热的低分子化合物,可以抑制胆固醇的合成;奶、豆类食中所含的钙质和胆碱,具有促进胆固醇从肠道排泄、减少其吸收的作用。所以,奶、豆类食物是可以降低胆固醇的食物。

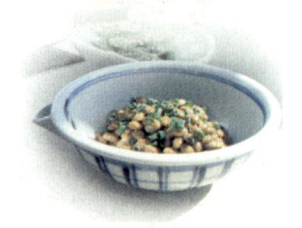

多吃豆类食品可以抑制体内胆固醇的合成,远离"三高"

经常吃适量的鱼、蛋、瘦肉，少吃肥肉和动物油

血液中的血栓素A_2是一种强烈的血管收缩因子，能促进血小板聚集和诱发血栓形成。多吃鱼可使人体内的血栓素A_2明显减少，血液的凝固性也随之降低。另外，多吃鱼、蛋、瘦肉，可增加体内蛋白质的摄入取，会使血管变得结实而富有弹性，因而不易破裂。同时，鱼类含丰富的钙、钾，这对预防和改善高血压无疑也是大有裨益的。但是肥肉和动物油为高能量和高脂肪食物，摄取过多易引起肥胖，也易引发某些慢性疾病，所以应当少吃。

适当控制进食量

食物能为人体提供能量，而体力活动则消耗能量。因此，进食量与体力活动是控制体重的两个主要因素。如果进食量过多而活动量不足，多余的能量就会在体内以脂肪的形式积存，从而导致体重增加，久而久之则会引起发胖，而肥胖是引起"三高"的一个重要因素。因此，应控制好进食量，使热量的摄取与消耗对等。

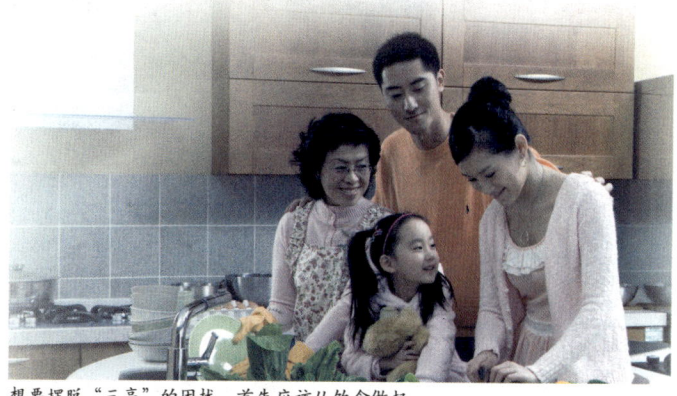

想要摆脱"三高"的困扰，首先应该从饮食做起

第二章 降"三高"的主要营养素推荐

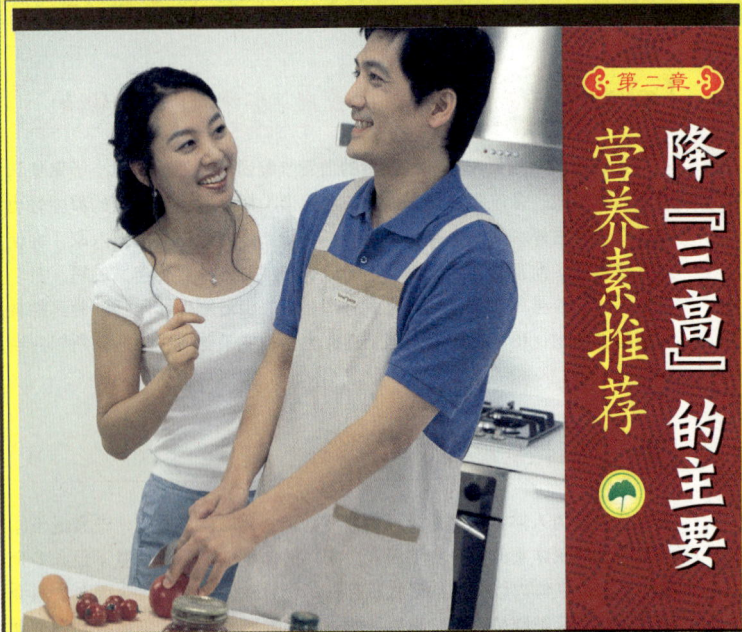

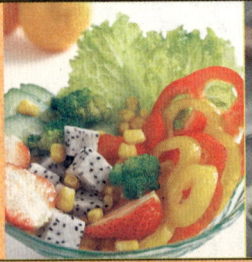

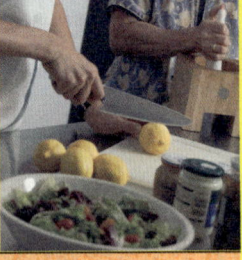

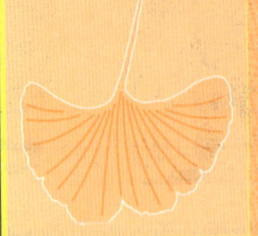

蔬菜、水果、肉类、海鲜类等纯天然的食物可以降低胆固醇、稳定血压、平衡血糖。而绿色、黄色、红色等五彩缤纷的菜品，不仅美观，且由于颜色不同，适合人群也不同，针对自己的病情，学会合理挑选适合自己的菜色，并精心搭配出可口且健康的菜肴，可以巧妙地控制病情，并起到防病、治病的功效。

维生素C
——对抗"三高"的主打武器

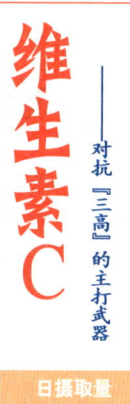

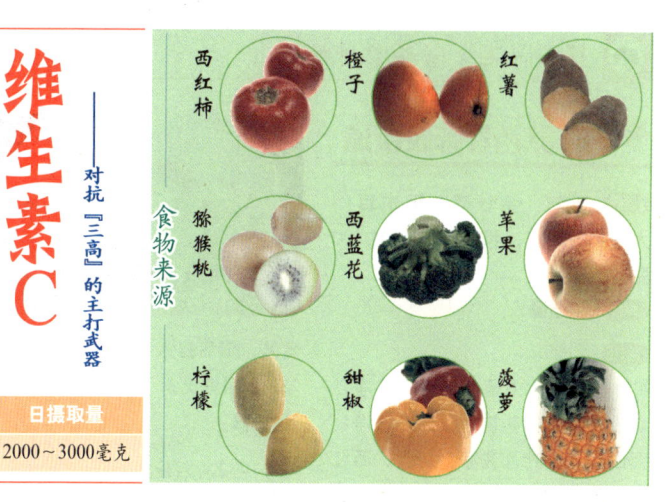

食物来源：西红柿、橙子、红薯、猕猴桃、西蓝花、苹果、柠檬、甜椒、菠萝

日摄取量：2000～3000毫克

降"三高"的原理及其营养功效

维生素C的主要作用是维持细胞间质的形成，参与组织细胞的氧化还原反应和体内其他代谢反应，能有效地软化血管，改善脂肪和类脂，特别是胆固醇的代谢，即通过抗氧化作用来防止胆固醇等脂质的氧化。因此，它是"三高"人群饮食中必不可少的一种营养素。维生素C也是保护心脏的第一营养素，每天适量食用富含维生素C的食物可以显著减少血液中甘油三酯及胆固醇的含量。

国医小课堂

◎吃苹果能够增加血液中维生素C的含量，减少肠道内不良细菌的数量，可以帮助改善肠道菌群状况，预防高脂血症等。

◎科学研究表明，每日补充维生素C，可以显著地降低血压。有研究表明，每日服500毫克维生素C，一个月后高压和低压都会降低9%。即患者的高压从155毫米汞柱降到142毫米汞柱，低压从87毫米汞柱降到79毫米汞柱。

降"三高"营养食谱推荐

🍁 香菇西红柿蔬菜汤

材料 香菇、金针菇、黑木耳、大白菜各50克,西红柿1个(约100克),鸡蛋1个。

调料 盐适量。

做法

1. 香菇泡软、去蒂;黑木耳洗净,切小片;金针菇切除根部,洗净;大白菜剥开叶片洗净,切丝;西红柿洗净,切块备用。2.锅中倒入半锅水煮滚,放入大白菜和香菇煮软,加入金针菇、黑木耳和西红柿煮熟,最后打入鸡蛋煮开,加盐调匀,即可盛出。

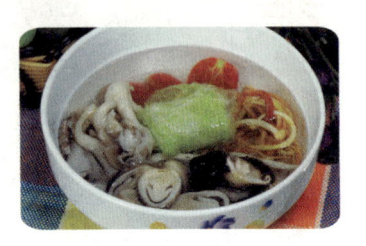

营养解说 西红柿中含有大量维生素C,每100克西红柿中含有20~30毫克维生素C。多吃西红柿能加快胆固醇的代谢,而香菇中的维生素C含量比一般的水果要高很多,适当多吃同样能降低血液中胆固醇的含量。

🍁 红豆红薯粥

材料 红豆1杯,大米50克,中型红薯1个,牛奶或椰奶适量。

做法

1. 红薯去皮洗净后切成小块,浸在水中去除浮沫。2.将红豆、大米淘洗干净,与红薯和水一起加入锅中,用小火煮50分钟以上,并不时去除浮沫。3.可以把牛奶或椰奶加入饭中同煮,再加入熟红豆煮成甜粥。也可以在牛奶或椰奶中加入红豆泥,做成饮料也很好喝。

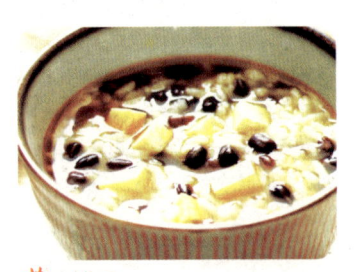

营养解说 红薯中所含的维生素C活性强,既耐热又不怕水,可以被人体更充分、更快速地吸收。红薯的热量只有同等质量大米所产生热量的1/3,而且几乎不含脂肪和胆固醇。进食红薯可以降低糖尿病患者的甘油三酯和游离脂肪酸水平,有效改善其胰岛素的敏感性,稳定血糖。

锌

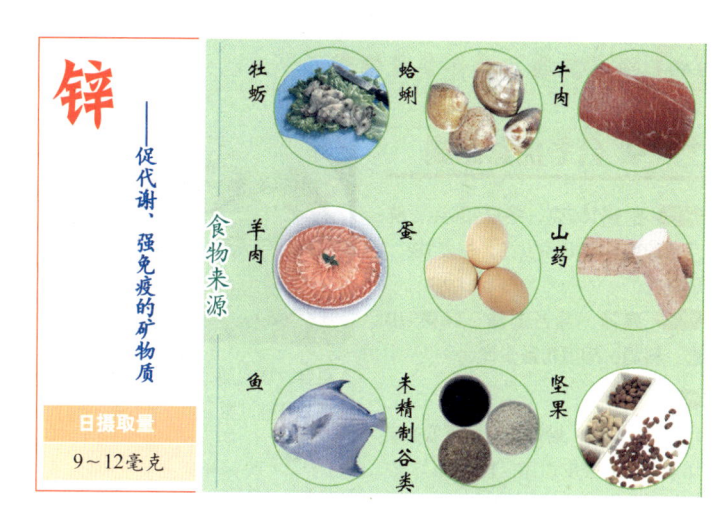

——促代谢、强免疫的矿物质

食物来源：牡蛎、蛤蜊、牛肉、羊肉、蛋、山药、鱼、未精制谷类、坚果

日摄取量 9～12毫克

降"三高"的原理及其营养功效

锌是胰岛素的构成成分，能调节胰岛细胞分泌胰岛素，并能促进胰岛素与肝细胞膜结合，具有稳定血糖的作用。

锌还具有抑制胆固醇在肝脏合成和加速排泄胆固醇的独特作用，能明显地减少血液中胆固醇和甘油三酯的含量，具有良好的降低血脂作用。并且锌还能降低血脂在血管壁上的积存，减少血管外周阻力，从而起到降低血压的作用。

国医小课堂

素食者、酒精中毒者或服用青霉素及利尿剂者，对锌的吸收率会明显降低，须摄取到人体所需的量。从饮食中摄取最好，也可利用保健食品获取。但一定要注意摄取量，一旦过量，很可能会出现头痛、呕吐及贫血等症状。一般情况下，锌的摄取量超过正常量2克，就会引起急性中毒。因此，千万不要一次摄取过量。

降"三高"营养食谱推荐

百合冬瓜煮蛤蜊

材料 蛤蜊150克，冬瓜100克，鲜百合30克，枸杞子少许，生姜1块，葱1根。

调料 高汤、盐各适量，味精1小匙，料酒、胡椒粉各少许。

做法

1.鲜百合洗净，蛤蜊洗净，冬瓜去皮切条，生姜去皮切片，葱切段。2.砂锅一个，加入高汤，中火烧开后，下入蛤蜊、枸杞子、冬瓜、生姜、料酒，加盖，改小火煲40分钟。3.投入百合，调入盐、味精、胡椒粉，小火煲30分钟，撒上葱段即可。

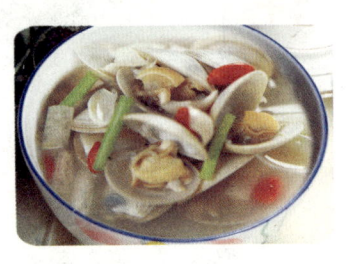

营养解说 蛤蜊含有丰富的锌。锌不仅能促进胰岛素的分泌，降低体内的血糖，还能防止胆固醇堆积于血管壁，再搭配上低脂、低热量的冬瓜，更增强了本品降低"三高"的功效。

山药花生瘦肉煲

材料 枸杞子20克，山药、猪瘦肉各150克，花生仁60克，生地黄、熟地黄各12克，葱适量。

调料 盐、味精各适量。

做法

1.将枸杞子、生熟地黄洗净，放入清水中浸泡1小时；山药去皮，切块；花生仁用清水浸泡。2.猪瘦肉用温水洗净，切成小块。3.将生地黄、熟地黄、山药、花生仁、猪瘦肉块一并放入瓦罐中，倒入浸药的汁水中，煮沸后撇去浮沫，继续煮，1小时后放入枸杞子，再用中火煮10分钟，即可用盐、味精、葱调味。

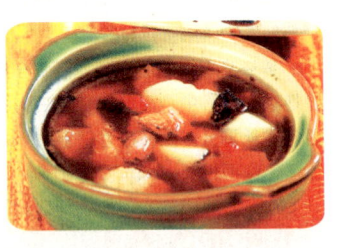

营养解说 山药含锌，对延缓生物膜的老化，维持正常新陈代谢有一定意义。糖尿病患者容易缺锌，因此多食用山药是大有裨益的。

钙 ——血液稀释剂

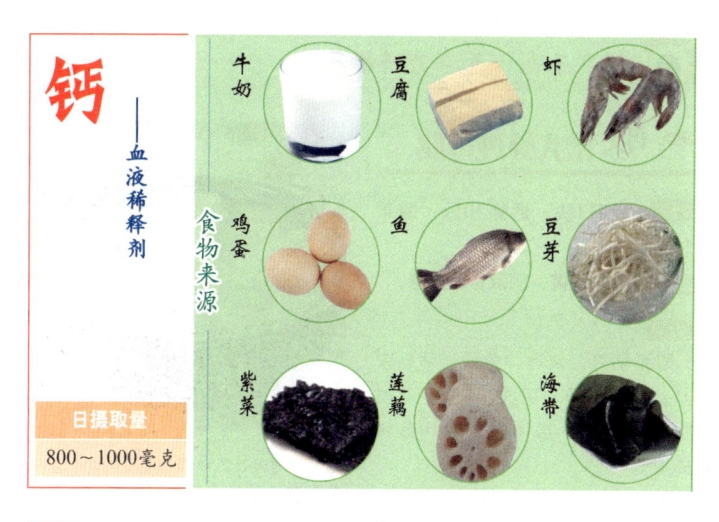

食物来源

牛奶、豆腐、虾、鸡蛋、鱼、豆芽、紫菜、莲藕、海带

日摄取量 800~1000毫克

降"三高"原理及其营养功效

钙摄取充分时，可促进尿钠排泄，减轻钠对血压的不利影响，从而起到降低血压的作用。

钙还可以降低细胞膜的通透性，促进血管平滑肌松弛，并能够对抗高钠所致的尿钾排泄增加，起到保钾作用。而钾有稳定细胞膜的作用，可缓解血管壁的紧张状态，从而起到降血脂、降血压和防止血栓形成的效果。因此，在日常饮食中适量添加钙质，对人体有很大的益处。

国医小课堂

◎草酸会妨碍人体对钙的吸收，所以应避免草酸与钙质同时摄取。
◎人体对钙的吸收率也受到其他营养素的影响，例如摄取过量的磷就会妨碍钙的吸收。当钙被人体吸收时，需要维生素D的协助，而人体在晒太阳的过程中就能制造维生素D，所以适度地暴露在紫外线下，也能间接地促进钙质的吸收。

国医绝学百日通

降"三高"营养食谱推荐

酸菜大虾炖豆腐

材料 豆腐1块,活虾10只,酸菜100克。

调料 盐、鸡精、胡椒粉各适量。

做法

1. 酸菜切片,洗净,汆烫;活虾汆烫;豆腐洗净,切块,汆烫。2. 材料放在一起,加调料,炖30分钟即可。

营养解说 活虾和豆腐中都含有丰富的钙质,将它们放在一起炖,可以有效满足人体对钙的需求。补钙能降低细胞膜的通透性,使血管平滑肌松弛,从而有助于稳定血压并有效预防动脉硬化。补钙还可减少血清中的甲状旁腺素,有效抑制甲状旁腺功能亢进,继而减小血管的收缩作用,预防高血压。

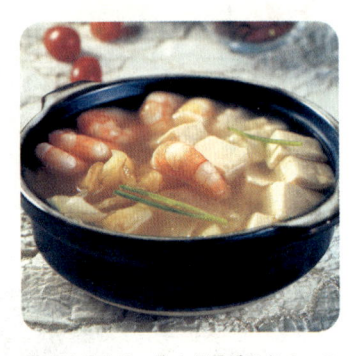

荷叶莲藕炒豆芽

材料 鲜荷叶200克,水发莲子50克,鲜藕100克,黄豆芽150克。

调料 盐、水淀粉、味精各适量。

做法

1. 将藕去皮洗净,切成丝;水发莲子与荷叶加水煮汤备用;黄豆芽淘洗干净。 2. 锅内放油烧热,放入藕丝煸炒至七成熟,再加入莲子、黄豆芽稍翻炒。3. 放入荷叶莲子汤,煮开后加盐、味精调味。4. 水淀粉勾薄芡即可。

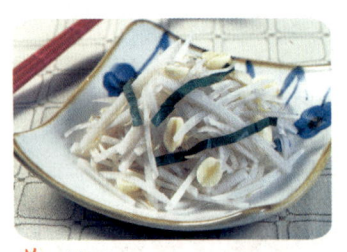

营养解说 黄豆芽和莲藕中均含有大量的钙质,能够扩张冠状血管,改善血液循环,有效降低血压,并可以缩短降低血压的时间。另外,黄豆芽和莲藕所含的钙质还对降血糖有辅助作用,同时,莲藕中富含的膳食纤维,能够促进人体对钙质的吸收,从而增强降"三高"的功效。

铬——分解葡萄糖的天然助手

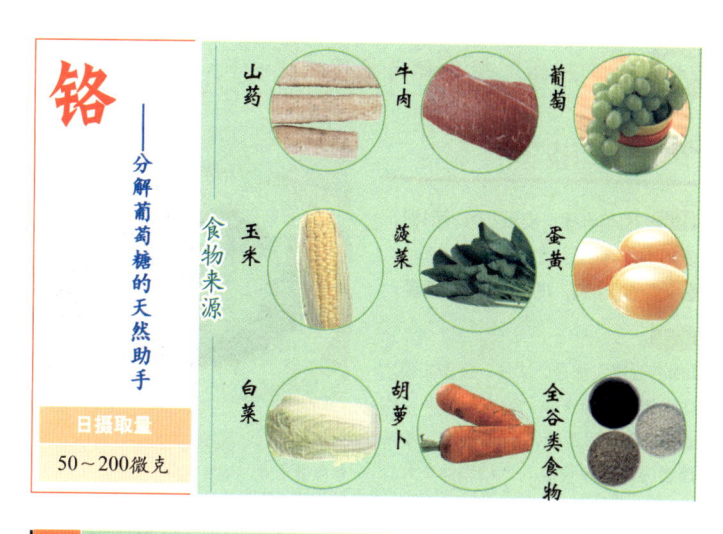

食物来源：山药、牛肉、葡萄、玉米、菠菜、蛋黄、白菜、胡萝卜、全谷类食物

日摄取量：50~200微克

降"三高"原理及其营养功效

铬能抑制胆固醇的生物合成，降低血清总胆固醇和甘油三酯含量，提高高密度脂蛋白含量。老年人缺铬时，易患糖尿病和动脉粥样硬化。

铬是胰脏分泌胰岛素时所需的微量元素。当体内的糖类分解为葡萄糖，并通过小肠吸收、使血液中的血糖值上升时，胰脏就会分泌胰岛素，帮助肌肉及肝脏吸收葡萄糖。当体内热量不足时，葡萄糖就会被肌肉细胞吸收，转换为热量供人体消耗；但当体内热量充足时，葡萄糖就会被囤积在脂肪细胞中。而铬能活化胰岛素功能、帮助血液中的葡萄糖被肌肉细胞有效吸收。因此，人体一旦缺乏铬，就会使胰岛素无法活化，从而使糖类无法顺利代谢，导致血糖升高。

国医小课堂

◎人的年纪越大，身体中的铬越容易流失，所以中老年人更要注意摄取铬。
◎铬若能与糖类代谢时所需的维生素B₁一起摄取，则效果更佳。

降"三高"营养食谱推荐

山药皮蛋

材料 山药半根,皮蛋1个,葱1根,姜1小块。

调料 盐1小匙,鸡精、淀粉各适量。

做法

1. 山药去皮,洗净,切片;皮蛋切瓣,粘上淀粉;葱洗净,姜去皮洗净,均切末。2. 热锅入油,加入葱末、姜末爆香,再把皮蛋放入,稍稍炸一炸。3. 放入山药片,快速翻炒几下,加入盐、鸡精等调料炒匀即可。

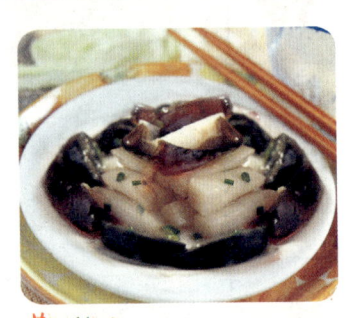

营养解说 山药富含人体必需的多种微量元素,铬即是其中之一。补充足够的铬,可促进铬化物的合成,有助于增强胰岛素的分泌,促进细胞吸收分解体内的葡萄糖,从而保持血糖平衡,改善糖尿病症状。

橙香玉米虾

材料 玉米粒200克,虾300克,黄瓜半根,鸡蛋1个。

调料 A:面粉、泡打粉、水淀粉各适量 B:咸蛋黄酱1大匙 C:盐、味精、鸡精、水淀粉各适量,白糖1小匙,橙汁半杯。

做法

1. 将鸡蛋打碎、和调料A调至糨糊状;黄瓜切片;鲜虾处理洗净,拍淀粉,挂上面糊炸至定型、成熟,捞出控油;黄瓜片垫盘底,虾放黄瓜片上。2. 玉米粒氽烫,捞出沥干,挂层面糊炸熟,捞出控油,锅内留底油,炒散调料B,加玉米粒炒匀(使玉米粒均匀粘裹咸蛋黄酱),装入虾盘中。3. 锅中加少量水,加调料C(水淀粉除外)调匀,最后用水淀粉勾芡,浇在虾上即可。

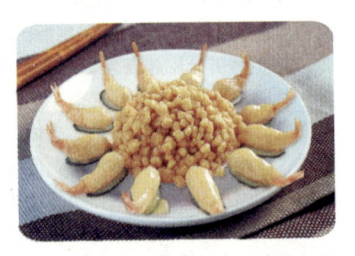

植物固醇

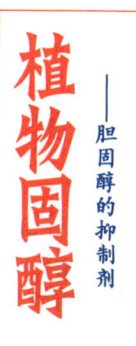

——胆固醇的抑制剂

食物来源：芝麻、花生、黄豆、糙米、燕麦、白果、水果、荞麦、蔬菜

日摄取量：200～400毫克

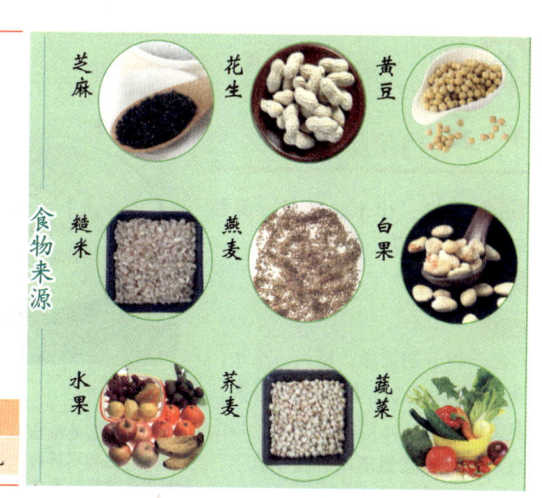

降"三高"原理及其营养功效

食物内的胆固醇会跟胆汁酸结合，并在小肠内被吸收，导致体内胆固醇值升高。而如果人体摄取了植物固醇，就可以阻碍食物中的胆固醇被吸收。这是因为植物固醇跟胆固醇的构造相似，能够代替胆固醇跟胆汁酸结合，从而阻碍胆固醇被人体吸收，而没有被吸收的胆固醇会变成粪便排出体外。这样，植物固醇便能够降低血液中的低密度脂蛋白胆固醇。

国医小课堂

◎就算人体的胆固醇值很高，也几乎不会有自觉症状，但如果置之不理，则可能会引起动脉硬化，更可能引发心肌梗死及脑出血等严重疾病。

◎虽然植物固醇能降低胆固醇，但若没有定期摄取，就不会有效果。通常情况下，植物固醇需要2～3周才能有改善血液中胆固醇值的效果，且一旦停止摄取，血液中的胆固醇会在3周内回到原来的水平。

降"三高"营养食谱推荐

🍁 五谷杂粮粥

材料 糙米、小米、燕麦、黑糯米、荞麦各50克,枸杞子适量。

调料 盐适量。

做法

1. 将杂粮分别洗净,糙米、小米、燕麦浸泡30分钟,糯米浸泡2小时,荞麦浸泡4小时。 2. 在锅内放入以上杂粮,加入适量清水,置于火上,用大火煮开后,改小火煮至松软,再加入枸杞子。 3. 食用时,根据口味加入适量盐即可。

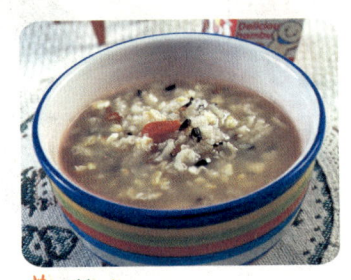

营养解说 五谷杂粮最大的特点就是含有丰富的植物固醇。煮粥便会促进人体对植物固醇的吸收,从而有效减少胆固醇的摄取和吸收;再结合燕麦降低胆固醇的强大作用,这样的粥绝对是降低血脂的佳品,非常适合高脂血症患者每天食用。

🍁 白果黄豆白菜汤

材料 白果20克,黄豆、瘦肉各160克,白菜400克,香菇(浸软)240克,姜2片。

调料 盐适量。

做法

1. 白果去壳,入滚水中浸泡片刻,取出去衣及心;黄豆、白菜分别洗净,白菜切小段;瘦肉洗净,氽烫后再冲洗干净。2. 煲滚适量水,下所有材料用大火煲滚后再改小火煲2小时,最后下盐调味即可食用。

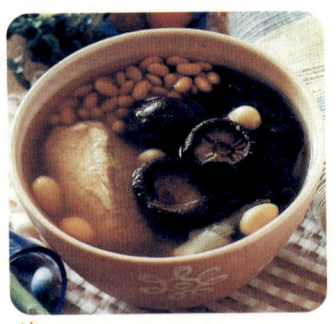

营养解说 一般植物性食物都含有植物固醇,而大豆和坚果类中植物固醇的含量更丰富。因此,白果和黄豆的绝佳搭配,不仅营养丰富,而且更具药用价值,非常适合心脑血管疾病患者长期服用。

ω-3脂肪酸
——降"三高"的深海珍宝

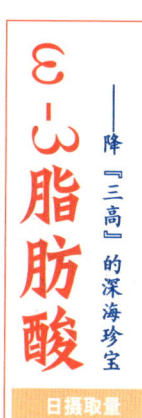

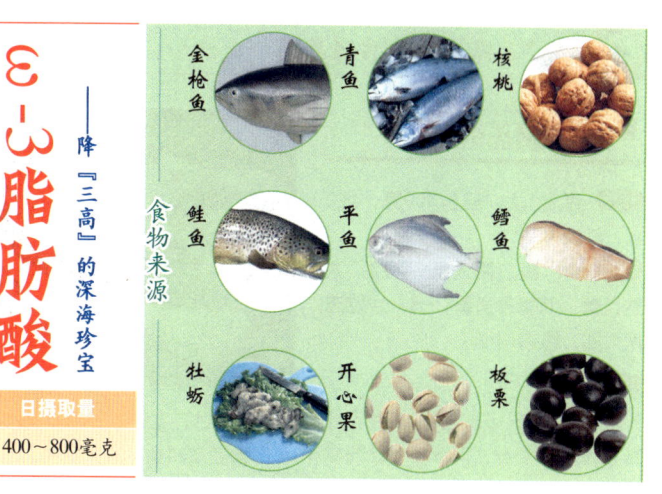

日摄取量 400~800毫克

食物来源：金枪鱼、青鱼、核桃、鲑鱼、平鱼、鳕鱼、牡蛎、开心果、板栗

降"三高"原理及其营养功效

ω-3脂肪酸里含有α-亚麻酸、EPA和DHA，能够清除附着在血管壁上的胆固醇，从而降低胆固醇和甘油三酯的含量，辅助降低血压、平衡血脂等。

ω-3脂肪酸可以有效促进血管内的细胞合成抗炎物质，如前列腺素和血栓素A_2等，可发挥对血小板凝集的抑制作用，增强血管扩张的活力。而血栓素A_2更是血小板聚集和收缩的强心针，有助于降低血糖浓度。

国医小课堂

◎ω-3脂肪酸和其他种类的必需脂肪酸按一定比例搭配摄取，对于一些疾病的治疗是很重要的。但是如果你很容易受伤，凝血功能不正常或正在服用降血脂药物，请慎重地服用ω-3脂肪酸。

◎一般情况下，ω-3脂肪酸不能直接由人体自身合成，而应该从食物中大量摄取，主要可以从鱼类的油脂中摄取，其中以深海鱼的含量最高，某些淡水鱼也会含有适量的ω-3脂肪酸。

国医绝学百日通

降"三高"营养食谱推荐

※ 豆腐蒸鲑鱼

材料 豆腐1块,鲑鱼300克,葱2根,红辣椒1个。

调料 A:酱油两大匙,料酒1大匙,糖、鸡精各适量 B:沙拉油两大匙,香油1小匙。

做法

1. 葱洗净,1根切段,1根切丝;红辣椒洗净,切丝。2. 葱丝、红辣椒丝放入碗中泡水约2分钟,取出,沥干备用。3. 鲑鱼洗净、去骨、切片,豆腐切片,均匀排入盘中,加入调料A,在蒸锅中加入三大碗水,把豆腐和鲑鱼移入锅中,以大火蒸约5分钟,撒上葱丝及红辣椒丝。4. 锅中放入调料B,烧热,淋入盘中即可盛出。

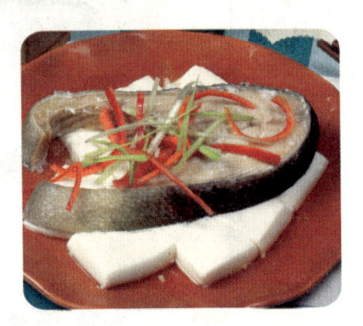

※ 清蒸鳕鱼

材料 鳕鱼300克,葱丝少许,姜丝适量。

调料 A:酱油、盐各半小匙,料酒1小匙 B:香菇丝1大匙 C:胡椒适量,香油半小匙。

做法

1. 将鳕鱼切成1.5厘米厚的片状,盛盘上加调料A腌10分钟。2. 把鱼放入蒸锅中,加入调料B和一些姜丝,并在锅里倒入三大碗水。3. 水开后以大火蒸熟(约15分钟),取出撒上调味料C及姜丝和少许葱丝即可。

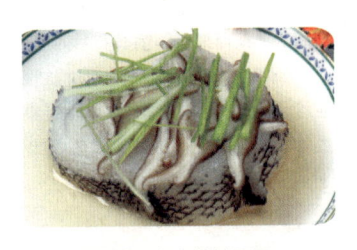

营养解说 鳕鱼属于深海鱼,含有丰富的ω-3脂肪酸,加上葱丝和姜丝的刺激作用,更加有助于血液循环,增加血液中高密度脂蛋白的含量,维持血管的健康状态,以达到降低血脂和血压的目的。在保护血管的同时,鳕鱼还有助于降低血糖,对改善糖尿病病情也十分有益。

钾
——肌肉、神经和体液的『协调员』

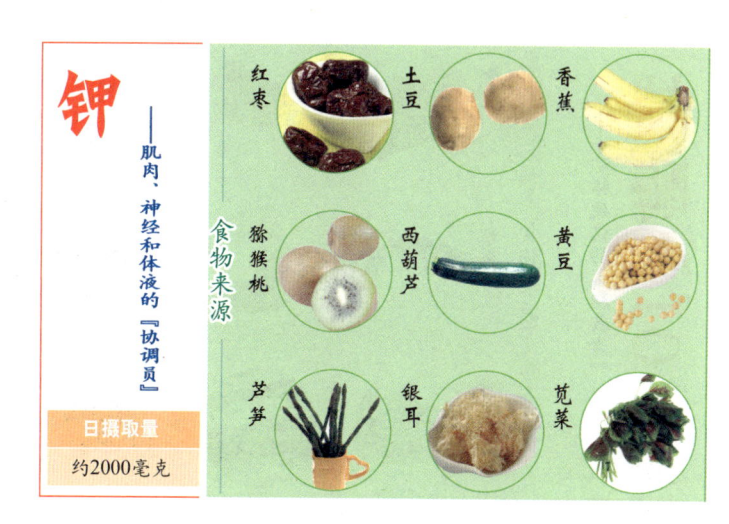

日摄取量
约2000毫克

食物来源： 红枣、土豆、香蕉、猕猴桃、西葫芦、黄豆、芦笋、银耳、苋菜

降"三高"原理及其营养功效

钾和钠就像两个势均力敌的战友，分别固守细胞的内外（钾内钠外），共同控制着细胞水分、渗透压和酸碱值的平衡。当人体缺钾时，便会出现疲倦、肌肉无力、便秘等症状，也会破坏原本的平衡状态，使细胞外的水分和钠渗入细胞内，导致水肿和高血压，而这也就是钾能协助稳定血压的原因。而且血压低也会减少动脉的压力，间接减少动脉损伤作用。

降"三高"营养食谱推荐

✻ 土豆冬笋鸡

材料 鸡肉400克，土豆100克，冬笋100克，葱段、姜片各适量。

调料 酱油、淀粉、盐、味精各适量。

做法
1. 将鸡肉、土豆、冬笋均洗净、切块。
2. 将鸡肉用酱油、淀粉腌制30分钟。
3. 将土豆和冬笋氽熟，沥水备用。
4. 锅内放入葱段和姜片煸香，将鸡肉、土豆、冬笋放进锅里，加入调料，煮至汤汁浓稠即可。

辅酶Q10

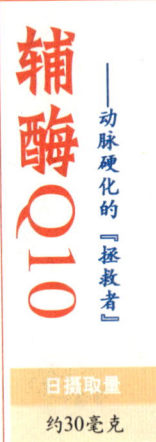

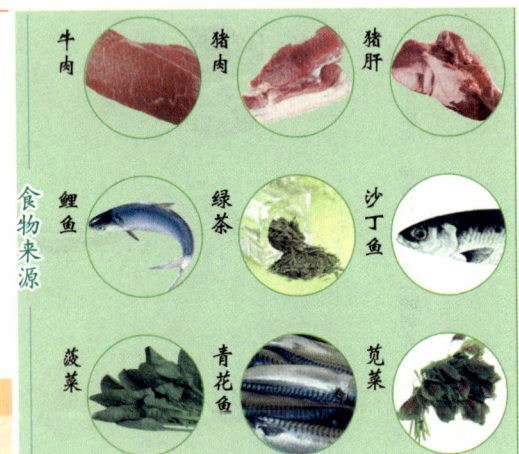

——动脉硬化的"拯救者"

食物来源：牛肉、猪肉、猪肝、鲤鱼、绿茶、沙丁鱼、菠菜、青花鱼、苋菜

日摄取量：约30毫克

降"三高"原理及其营养功效

辅酶Q10可以将体内过多的血糖和脂肪酸转变为三磷酸腺苷，从而给人体内脏器官和肌肉组织输送大量的热量，使它们能够正常地运作，进一步促进胰岛素的分泌，起到降低血糖的目的。

辅酶Q10还能抑制血管内携带低密度脂蛋白转换为"氧化型LDL"，有助于预防动脉硬化等疾病，防治高脂血症。

辅酶Q10能够减少自由基与低密度脂蛋白的结合，防止脂质沉积在血管壁上，同时改善血压和血糖等代谢问题，对治疗高血压和高血糖有奇效。

国医小课堂

◎仅仅从食物中摄取辅酶Q10可能较难充分补给人体所需，可利用保健品进行补充。

◎儿童、孕妇、哺乳期的女性及正服用抗凝血剂者，不宜补充辅酶Q10。

◎空腹及睡前也不宜补充辅酶Q10。

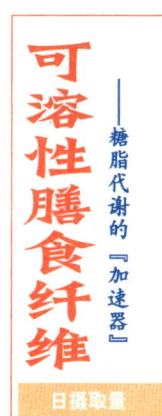

可溶性膳食纤维

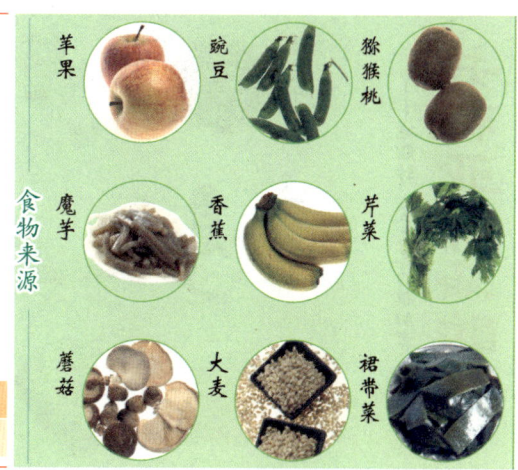

——糖脂代谢的「加速器」

日摄取量 20～25克

食物来源：苹果、豌豆、猕猴桃、魔芋、香蕉、芹菜、蘑菇、大麦、裙带菜

降"三高"原理及其营养功效

可溶性膳食纤维具有调整糖类和脂类代谢的作用。它吸水后能在小肠黏膜表面形成隔离层，阻碍肠道对葡萄糖的吸收，使没被吸收的葡萄糖随大便排出体外，从而降低血糖。

同时，可溶性膳食纤维还能结合胆酸，积极促进胆固醇转变为胆酸，促进胆酸排出体外，进而达到降低胆固醇的目的，能够有效缓解高脂血症。

降"三高"营养食谱推荐

豌豆鸡粥

材料 大米半杯，豌豆粒半碗，鸡1只。

调料 盐适量。

做法

1. 大米加水浸泡30分钟；豌豆粒洗净、煮熟，捞起放入冷水中，再沥干备用；鸡去骨，隔水蒸，收汤汁成鸡露。
2. 将鸡露加入米中一同煮粥，再放入豌豆粒和盐即可。

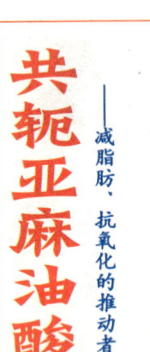

共轭亚麻油酸

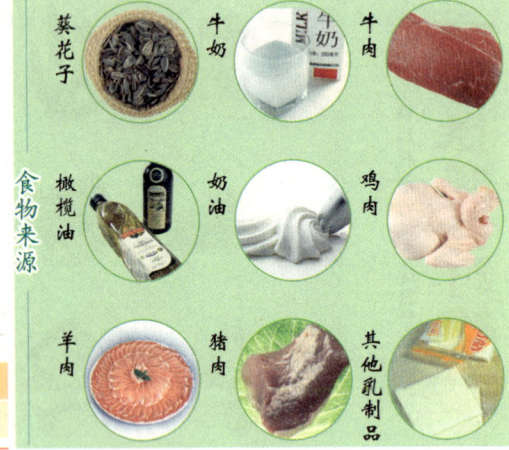

——减脂肪、抗氧化的推动者

日摄取量 3~4克

食物来源：葵花子、牛奶、牛肉、橄榄油、奶油、鸡肉、羊肉、猪肉、其他乳制品

降"三高"原理及其营养功效

共轭亚麻油酸不仅能够活化激素感受性解脂酶，将脂肪转化成热量；还能减少血中胆固醇及中性脂肪，改善血液循环不良症。

另外，共轭亚麻油酸还具有抗氧化功能，能防止血中氧化型低密度脂蛋白代谢生成物沉积在血管中。

降"三高"营养食谱推荐

砂锅萝卜牛腩

材料 牛腩400克，白萝卜1根，红辣椒1个，胡萝卜、葱花、姜末、蒜末各适量。

调料 白糖3小匙，醋两小匙，酱油5大匙，料酒、胡椒粉各少许。

做法

1. 牛腩汆烫去血水、切块；胡萝卜、白萝卜切块；红辣椒切丝。
2. 油锅烧热，爆香葱花、姜末、蒜末，放入牛腩及胡萝卜、白萝卜，翻炒数下。
3. 再放红辣椒丝、调料烧至有香味后，加水盖过牛腩，盖锅焖烧约45分钟，即成。

"三高"的饮食疗法

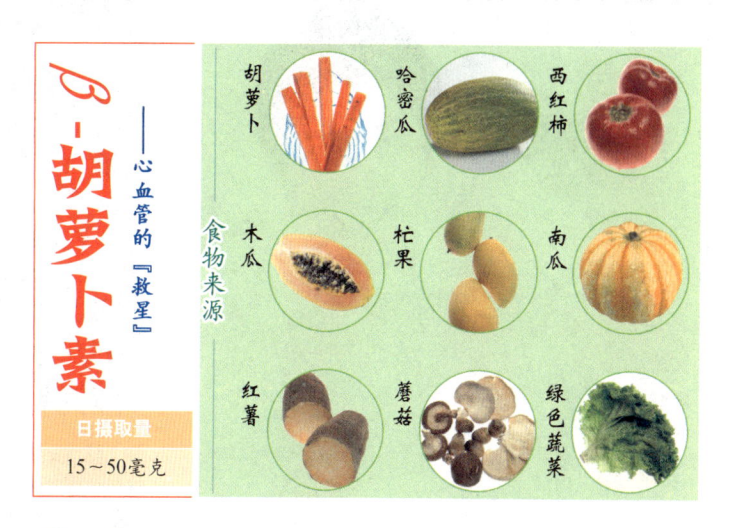

β-胡萝卜素
——心血管的『救星』

食物来源：胡萝卜、哈密瓜、西红柿、木瓜、杧果、南瓜、红薯、蘑菇、绿色蔬菜

日摄取量：15~50毫克

降"三高"原理及其营养功效

β-胡萝卜素是一种有效的生物抗氧化剂，能够积极地抵制糖尿病患者产生的胰岛素抗性，降低血糖。β-胡萝卜素可抑制动脉中的低密度脂蛋白受到自由基攻击。尤其是其高抗氧功效，可促进血管内皮组织的修护，使脂质不易附着，在保护血管的同时，还能防止因脂质沉积而引发动脉硬化。

降"三高"营养食谱推荐

胡萝卜毛豆鸡丁

材料 胡萝卜250克，鸡肉200克，去皮毛豆120克，葱适量。

调料 胡椒粉、淀粉、盐各适量。

做法

1. 胡萝卜洗净，去皮，切丁；去皮毛豆汆烫后捞出冲凉，控干；葱洗净切段。2. 鸡肉洗净切丁，用盐、胡椒粉、淀粉抓拌均匀，腌15分钟。3. 上锅倒油烧热，放入葱段，随后放入鸡丁快速翻炒，盛出备用。4. 锅中留油，放入胡萝卜、毛豆，加适量水，翻炒3分钟至熟，最后加入炒好的鸡丁及盐、胡椒粉混合炒匀。

31

第三章 预防「三高」的天然食材

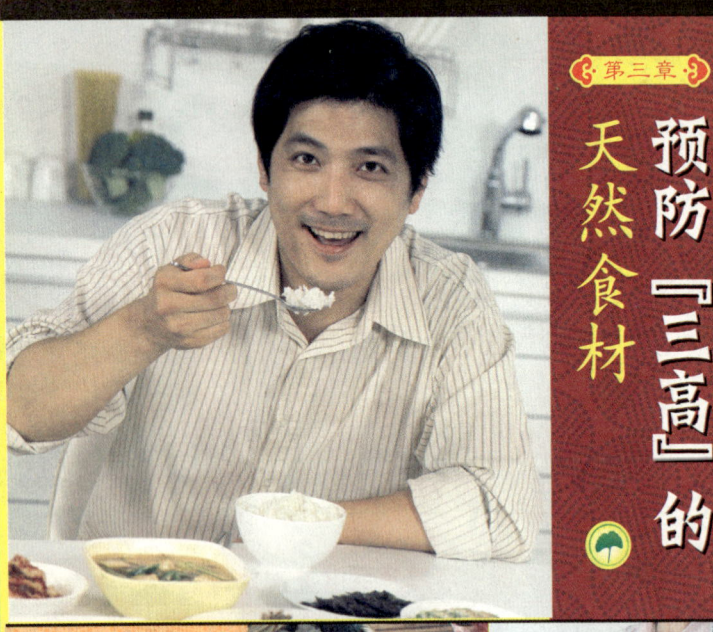

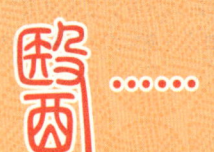

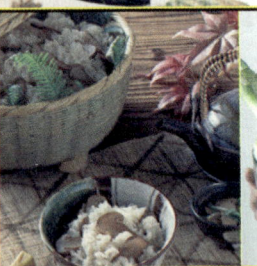

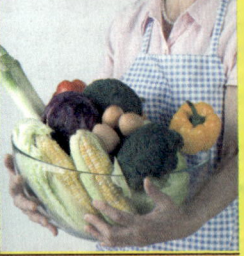

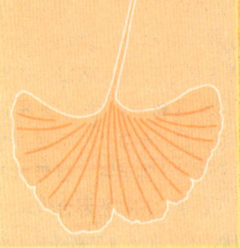

酱油……

每一种食物中均含有丰富的营养成分，然而适合"三高"患者摄取的营养素及其每日所需用量，都需要科学且精确地对待。当我们熟知了哪一种营养素能够改善我们的身体、哪一种食物中富含每日所需的营养素，我们就可以科学地规划饮食，合理地搭配菜色。巧妙地运用食物中富含的营养素，就可以轻松地帮助患者降"三高"，让健康相伴一生。

绿豆

——排毒降压的济世良谷

绿豆又名青小豆，属传统豆类食品。绿豆的蛋白质含量为粳米的3倍之多，并含有多种微量元素，被奉为"天然的粮食或蔬菜"。不仅如此，绿豆因具有清热解毒功效，又成为药用保健的佳品。

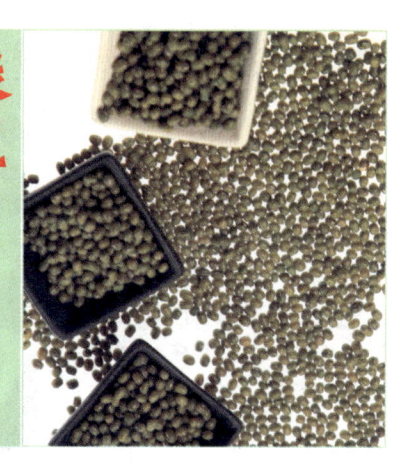

降"三高"原理及其营养功效

绿豆具有利尿功效，能够有效地帮助人体排钠、排尿，从而降低血细胞内水的含量，减轻血管内的血容量，促进心脏输出血量的减少，进一步减轻血液对血管壁的压力，起到辅助降压的功效。

绿豆含有球蛋白和多糖，能促进体内胆固醇在肝脏内的分解，降低人体对胆固醇的吸收，并有助于降低甘油三酯的含量，进而稳定血糖和血脂，保持心脑血管正常。

有效成分

绿豆中富含球蛋白、维生素B_1、多糖、钙、钾、镁、铁、维生素C、膳食纤维等。

国医小课堂

食用绿豆汤时，光喝清汤就可以达到降压功效。但要注意的是，脾胃虚弱的高血压患者，如有四肢冰凉、腹胀、腹泻等症状，不适宜频繁饮用。

降"三高"营养食谱推荐

山药绿豆羹

材料 绿豆500克，鲜山药400克。

调料 糖少许。

做法
1. 绿豆洗净后浸泡约10分钟。2. 将绿豆加水煮1小时。3. 用榨汁机将绿豆汤搅打均匀。4. 山药去皮，洗净切小丁，加入绿豆汤中煮20分钟，加糖调味即可。

营养解说 此羹中的绿豆因为含有膳食纤维和维生素C，对减少低密度脂蛋白、脂肪在血管壁上的沉积有很大的作用，从而起到保护血管、降低血压和血脂的功效。同时，山药之中含有黏液蛋白，在一定程度上可以降低血糖，是糖尿病患者的食疗佳品。

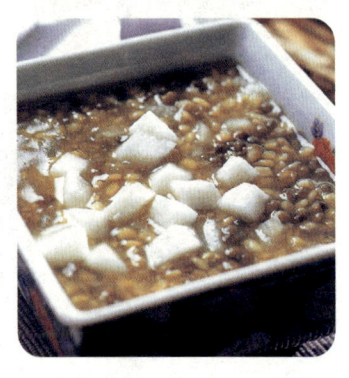

绿豆丝瓜竹笙汤

材料 绿豆150克，竹笙20克，丝瓜1条。

调料 盐两小匙。

做法
1. 绿豆洗净，用清水浸泡约1小时。
2. 竹笙用水泡软至胀开后，洗净，去除头帽及杂质，再用剪刀剪成小段备用。3. 丝瓜削皮，洗净后剖成4长条，每条再切成小块。4. 把绿豆沥干，放入5碗水中，先用大火煮开，再改小火，煮至豆仁半开时，加入竹笙段、丝瓜块，待材料煮熟，加盐调味即可。

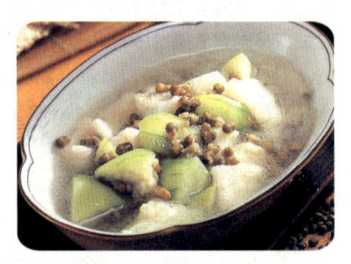

营养解说 丝瓜和绿豆中都含有一定量的镁、钾等，均为高血压患者最需要补充的营养素。因为钾可以帮助身体排泄多余的钠，在镁的帮助下，对松弛血管平滑肌、稳定血压有积极作用。

玉米
——降压、降糖的黄金粗粮

玉米是分布最广泛的粗粮之一。在所有主食中,其营养价值和药用价值是最高的,如含有丰富的维生素B_2、膳食纤维等营养物质。因其色泽鲜黄,常被人与黄金相提并论,也被许多中老年人作为保健点心食用。

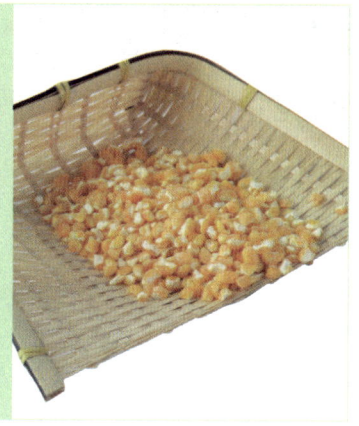

降"三高"原理及其营养功效

玉米中的阿魏酸是降低胆固醇的好物质,而且阿魏酸本身和叶黄素、玉米黄素和β-隐黄素都是非常好的抗氧化剂,能清除血管中的自由基,预防低密度脂蛋白氧化后卡在血管壁上,造成血管硬化、阻塞。

玉米中所含的糖分比普通大米要低很多,非常适合糖尿病患者食用。同时,玉米含有丰富的烟酸,可增强胰岛素的分泌,积极调节血糖浓度。

有效成分

玉米中含有维生素B_2、维生素E、膳食纤维、粗纤维、烟酸、胡萝卜素、叶黄素、玉米黄素、β-隐黄素、阿魏酸等。

国医小课堂

虽然玉米中所含的钙质较低,但它所含的β-隐黄素能刺激成骨细胞的活性,并抑制骨质流失,所以和高钙食物一起烹煮可以保护骨质。

降"三高"营养食谱推荐

玉米煲老鸭

材料 玉米两根，老鸭1只，猪脊骨200克，猪瘦肉100克，姜1块，葱1根。

调料 鸡精1小匙，盐适量。

做法

1. 玉米斩段，猪脊骨斩块，猪瘦肉切块，姜去皮，老鸭剖好斩块，葱切段。2. 砂锅烧水，待水沸时，将老鸭、猪脊骨、猪瘦肉汆烫，捞出洗净血水。3. 在砂锅中加入老鸭、猪瘦肉、猪脊骨、玉米、姜，再加入清水，煲2小时后调入盐、鸡精，加少许葱段即可食用。

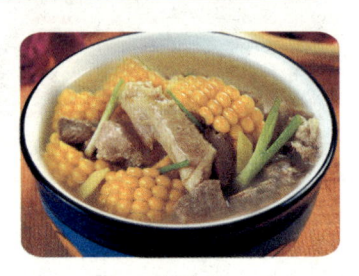

营养解说 玉米用于煲汤有利于营养的吸收，如加速硒与镁的吸收，强化胰岛素功能，从而降低血糖。玉米含有丰富的粗纤维，可有效抑制胆固醇的吸收，从而降低胆固醇，可帮助降低血压和血脂。

瘦肉玉米粥

材料 小玉米渣子200克，猪瘦肉100克，鸡蛋1个，葱花少许。

调料 A：淀粉1小匙，料酒、味精各少许；B：盐、鸡精各1小匙。

做法

1. 玉米渣子淘洗干净，浸泡6小时；猪肉洗净，切片，加入调料A腌制15分钟；鸡蛋打入碗中，搅匀备用。2. 玉米渣子捞出，沥干，下入锅中，加清水，大火烧沸，转小火，盖2/3锅盖，慢煮1小时。3. 将腌制好的肉片下入玉米粥内，煮5分钟，再淋入蛋液，加入调料B，调好口味，撒上葱花即可。

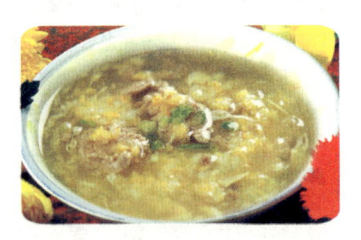

营养解说 玉米和瘦肉均含有丰富的维生素E，经过熟煮，能够促进维生素E的摄取和吸收，从而抑制脂肪成分转变为过氧化物，有助于血液流动通畅，减少血管性病变。

燕麦
——活化胰岛素的传统粮食

在五谷杂粮中，燕麦的蛋白质含量最高，且含有人体必需的8种氨基酸，所含的脂肪多为不饱和脂肪酸，是补充营养和控制食欲的健康饮食佳品。

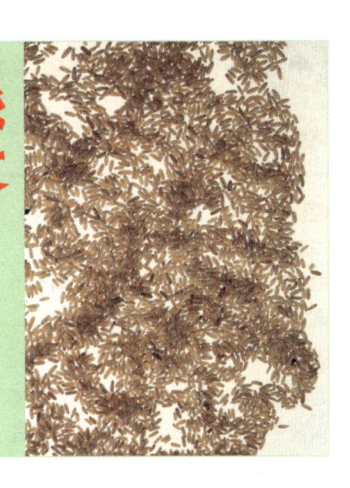

降"三高"原理及其营养功效

◎燕麦中的水溶性纤维及β-葡聚糖可降低血中总胆固醇以及低密度脂蛋白的含量，从而降低罹患心血管疾病的风险；还可增加胆酸的排泄，有助于保持血管的干净、促进血液循环，降低甘油三酯，从而保证血压的稳定。另外，燕麦还可以提高胰岛素的活性，降低血糖。

◎当血细胞黏着在动脉壁时，会引起炎症、物质沉积，导致血流通道狭窄。而燕麦中的抗氧化剂则可以抵御这种物质沉积，减轻动脉硬化。

有效成分

燕麦中含有膳食纤维、不饱和脂肪酸、人体必需氨基酸、β-葡聚糖、锌等。

国医小课堂

如果燕麦片的蛋白质含量在8%以下，不适合作为早餐的唯一食品，必须配合牛奶、鸡蛋、豆制品等蛋白质丰富的食品一起食用。

降"三高"营养食谱推荐

苦瓜羊腩麦片粥

材料 大米、燕麦、苦瓜各100克,羊腩50克,姜少许。

调料 盐、料酒各1小匙,味精半小匙,胡椒粉少许。

做法

1. 大米淘洗干净,浸泡30分钟;燕麦淘洗干净,浸泡8小时。2. 羊腩整理干净切块,汆烫透,以除去血污;苦瓜洗净,去瓤切片,汆烫透后捞出备用;姜去皮,洗净,切片。3. 锅中加入清水、大米、燕麦,上火烧沸,下入羊腩块、姜片及调料,搅拌均匀,转小火,煮1小时,再下入苦瓜片煮10分钟,离火。

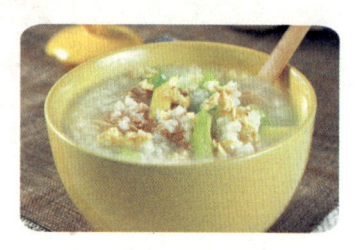

营养解说 燕麦中的膳食纤维可以强化消化系统的功能,有利于延缓饭后血糖的上升;燕麦中的锌更是制造胰岛素的必需元素,有利于稳定血糖水平。

牛蒡燕麦粥

材料 燕麦50克,牛蒡1根,胡萝卜1根,芹菜1根。

调料 鸡汤小碗,盐适量,香油少许。

做法

1. 前一晚先将燕麦泡水备用。2. 牛蒡及胡萝卜洗净、削皮、切成丁状;芹菜切成末状备用。3. 将已泡软的燕麦加入高汤中,煮成燕麦粥。4. 将做法2的材料加入锅中煮,再加入少许盐调味,滴入少许香油,撒上芹菜末即可起锅。

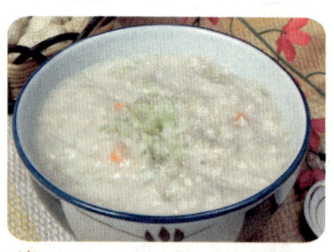

营养解说 牛蒡中含有矿物质和B族维生素,能强化血糖的代谢,减少体内血糖的含量;同时牛蒡和燕麦中含有丰富的膳食纤维,有利于糖类和脂肪的分解,可有效平衡血糖、血压、血脂,抑制血糖、血压、血脂的上升,在胡萝卜和芹菜的配合作用下,更是一道降压佳品,非常适合老年朋友食用。

核桃仁
——稳定血压的低钠坚果

核桃属世界著名"四大干果"之一，其营养价值享誉全球。国外赋予核桃"大力士""益智果"的美誉，是传统节日庆典上的必备佳品；国人则给核桃冠以"万岁子""长寿果"的美名。

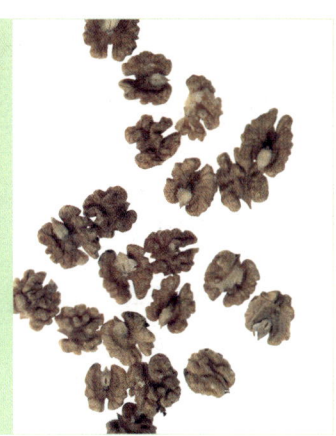

降"三高"原理及其营养功效

核桃仁能减少肠道对胆固醇的吸收，并可溶解胆固醇，排除血管壁内的"污垢杂质"，净化血液，从而为人体提供更好的新鲜血液。所以，核桃仁有预防动脉硬化，降低胆固醇的作用。核桃仁富含对人体有益的不饱和脂肪酸，可降低血液中。甘油三酯和低密度脂蛋白的含量，预防高血压和高脂血症的。

有效成分

核桃仁中含有ω-3不饱和脂肪酸、卵磷脂、亚麻酸、白藜芦醇、类胡萝卜素、硒、类黄酮、维生素A、维生素E、B族维生素等。

国医小课堂

核桃仁中含有较多脂肪，要注意一次不宜食用过多核桃仁，以免影响消化，最好坚持长期食用，每天的食用量应控制在3个左右。

降"三高"营养食谱推荐

核桃炒虾仁

材料 核桃仁、鲜虾仁各150克，荷兰豆75克，胡萝卜数小片，香菇4朵，荸荠肉5个。

调料 盐、白糖各适量。

做法

1.将核桃仁放入沸水内加盐滚七八分钟，捞起晾干，放入小火油锅内，炸至呈现浅金黄色时捞起。2.鲜虾去壳，挑去虾线，用白糖、盐腌拌，稍后洗净，沥干水分。3.将荷兰豆、胡萝卜、荸荠肉均洗净，炒熟；香菇浸泡开，切小块，蒸熟备用。4.虾仁先行在油锅内炸熟，再另起油锅将上述材料加盐炒熟。

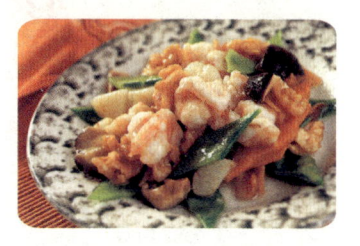

营养解说 虾仁含有丰富的钙，有利于促进血液循环。同时，核桃仁里含有白藜芦醇，可有效减少低密度脂蛋白和胆固醇的含量。

核桃仁山楂汤

材料 核桃仁100克，干山楂少许。

调料 白糖适量。

做法

1.将核桃仁、干山楂用水浸至软化。 2.用榨汁机将沥干的核桃仁和干山楂均打碎，再加适量水，过滤去渣，放入容器内备用。 3.将滤液煮沸，加入白糖调味即可出锅。

营养解说 山楂能消食化积、活血化瘀，并有扩张血管、增强冠状动脉血流量、降低胆固醇、强心及收缩子宫的作用。核桃仁则能补肾养血、润肠化滞。核桃仁与山楂合用，相辅相成，具有补肺肾、润肠燥、消食积、降血压、降血脂等功效，非常适合冠心病、高血压、高脂血症等患者食用。

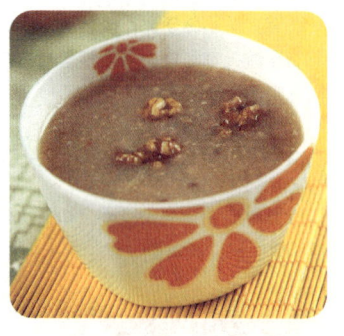

黑木耳
——对抗血栓的黑美人

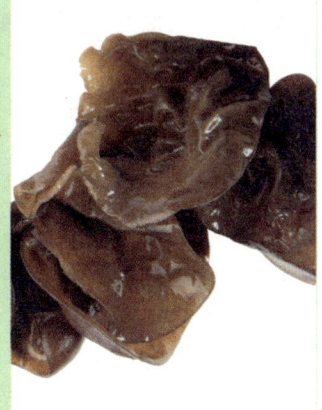

黑木耳是一种营养丰富的食用菌类，也是我国传统的保健食品。人们经常食用的木耳有两种，即光木耳和毛木耳。其中以光木耳的营养价值最高，是日常餐桌上的保健良药，素有"长生不老佳品"的美誉。

降"三高"原理及其营养功效

◎黑木耳含有较多胶质，有较强的吸附力，可以清胃涤肠，排出胆固醇与有害物质，对高血压患者、高脂血症患者、肥胖者以及矿工、冶炼工、理发师、清洁工人有良好的作用。

◎黑木耳可以促进人体血液循环，改善因高血压、高脂血症所致的心脏疾病。

◎黑木耳内含有一种类核酸物质，可以降低血液中的胆固醇和甘油三酯水平，对由高血压、高脂血症所致的冠心病、动脉硬化患者颇有益处。

◎黑木耳中还含有一种抑制血小板聚集的成分，其抗血小板聚集作用与小剂量阿司匹林相当，可降低血液黏稠度，使血液流动畅通。有研究结果已证实，每日食用泡发的10～15克黑木耳，有明显的抗血小板聚集、抗凝和降低胆固醇的作用。血液黏稠度高、血胆固醇高的中老年人经常吃黑木耳有预防脑血栓和心肌梗死的作用，有利于防治高脂血症、动脉硬化等。

有效成分

木耳中含有膳食纤维、卵磷脂、类核酸物质、胡萝卜素、维生素B_2、烟碱酸、镁、钙、钾等。

降"三高"营养食谱推荐

❋ 鸡汁金针菇炒双耳

材料 金针菇200克,水发黑木耳、银耳各100克,葱、姜各少许。

调料 鸡汤小半碗,盐1小匙,味精半小匙,香油适量。

做法

1. 水发银耳和黑木耳洗净,切片;葱、姜去皮,洗净切细丝;金针菇去根,洗净切段。2. 油锅烧热,放入葱丝、姜丝炒香,放入木耳片、银耳片翻炒,加入金针菇段、鸡汤、盐、味精翻炒几下,淋上香油即可。

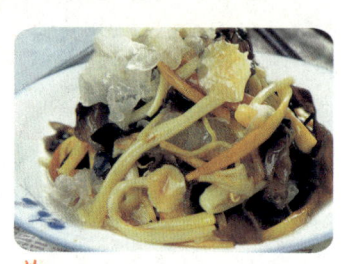

营养解说 银耳含有银耳多糖、黑木耳含有木耳多糖,均为稳定血压的重要成分,对于降低血管的外周阻力、改善动脉血液循环、减少血液黏稠度有积极作用,从而可以有效避免血栓的形成。同时,银耳和黑木耳的膳食纤维含量较高,能够刺激胃肠道蠕动,促进胆固醇排出体外,进而降低血脂。

❋ 红白萝卜木耳汤

材料 泡发好的黑木耳200克,白萝卜1根,新鲜黄花10片,胡萝卜数片,姜丝少许。

调料 盐1小匙、胡椒粉半小匙,高汤3碗。

做法

1. 将木耳洗净,切片;白萝卜洗净切片;黄花、胡萝卜片洗净用沸水氽烫后待用。2. 高汤煮滚,放入所有材料,煮熟后加盐、胡椒粉调味即成。

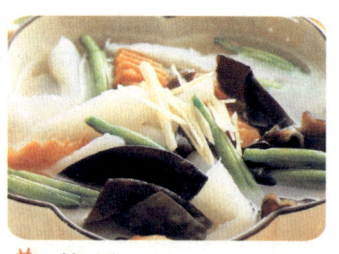

营养解说 黑木耳同白、胡萝卜一样也含有丰富的胡萝卜素,具有强大的抗氧化作用,能够防止自由基对血管的破坏作用,维持血脂的正常水平。同时,因为黑木耳中含有大量的钾和钙,有利于促进体内钠的排泄,加快血液的流动速度,从而刺激新陈代谢,改善高脂血症。

芹菜
——降压、促消化的「绿色卫士」

芹菜是一种高纤维、低热量的蔬菜，含有丰富的维生素和矿物质。其中，芹菜叶比芹菜茎的营养价值更高，实属降压的良药，非常适合中老年人食用。

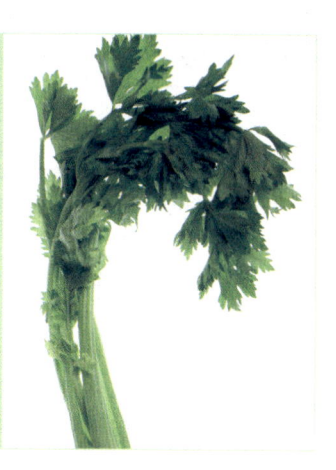

降"三高"原理及其营养功效

◎芹菜含有丰富的钾，能够促进体内钠的排泄，减少血管内的附着物，减轻血管压力，从而降低血压和血脂，是治疗高血压及其并发症的首选食材。

◎芹菜含有机酸、芹菜素、芹菜苷，还含有挥发油，可从中分得芹菜甲素和芹菜乙素。芹菜素或芹菜鲜汁均有明显的降压作用，芹菜的水提取物有降低血脂和血糖的作用，芹菜素还能抑制血管平滑肌增殖，预防动脉硬化。

有效成分

芹菜中含有膳食纤维、钾、钙、芹菜碱、胡萝卜素、有机酸、芹菜素、芹菜苷等。

国医小课堂

营养学家的研究发现，芹菜叶的营养成分中，有10项指标超过了茎。其中，芹菜叶中胡萝卜素含量是茎的88倍，维生素C含量是茎的13倍，维生素B_1含量是茎的17倍。

降"三高"营养食谱推荐

※ 芹菜炒杏仁

材料 芹菜200克,杏仁100克,蒜蓉、胡萝卜各适量。

调料 盐、味精、高汤各少许。

做法

1. 芹菜撕去筋后,切小粒,入水汆烫后捞出,立刻冲水,以保持翠绿;胡萝卜洗净,切丁备用。2. 热锅下油两大匙,爆香蒜蓉,放入杏仁,炒至稍泛黄时立即加入芹菜粒、胡萝卜丁。再加入少许高汤,下味精、盐调味炒匀即可。

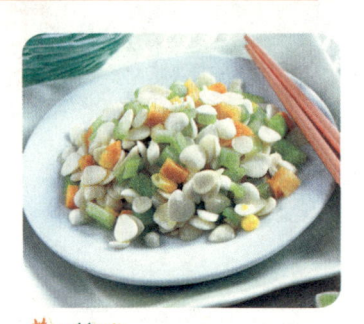

营养解说 芹菜中的芹菜碱对降低血压和预防血管性病变有显著功效。杏仁中的不饱和脂肪酸和自身所含的膳食纤维、维生素C的作用,加大了芹菜对降低液黏稠度的功效,并可以积极地改善血液循环,维持血脂平衡。

※ 芹菜牛肉末

材料 芹菜200克,牛肉50克,红尖椒1个,葱、姜各适量。

调料 酱油、水淀粉、料酒、盐、油各适量。

做法

1. 将牛肉洗净、切成碎末;将酱油、水淀粉、料酒倒入碗内搅拌均匀。
2. 将葱、姜洗净切末,芹菜洗净切碎,并汆水;红尖椒洗净,切成小红椒圈备用。3. 锅内倒油烧热,放入葱末、姜末煸炒,然后放入牛肉末,用旺火快炒几下,取出备用。
4. 将锅中余油烧热,放入芹菜快速翻炒,放盐,然后再放入炒过的牛肉末,用旺火快速翻炒,最后放适量酱油,稍翻炒后即可出锅。

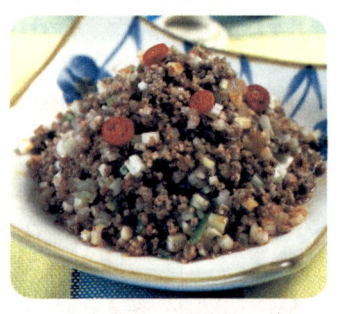

苦瓜

——保护血管的菜中"君子"

苦瓜味苦，但却不会轻易将苦味渗透到别的食材中，故有"君子菜"的美名。苦瓜虽然属于瓜果蔬菜，但是维生素C含量颇高，是稳定血糖的保健品之一，颇受好评。

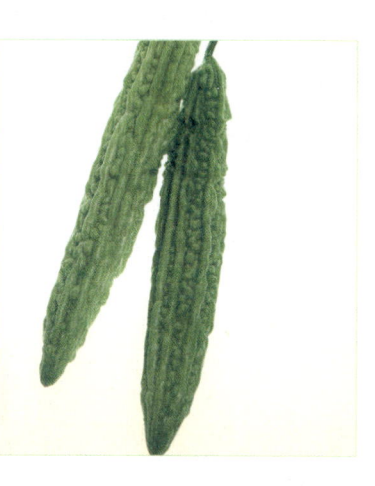

降"三高"原理及其营养功效

◎苦瓜中含有的苦瓜苷能刺激人体的胰岛B细胞分泌胰岛素。此外，苦瓜中还含有一种特殊的多胜肽类，其构造类似胰岛素，也有降低血糖的功能。
◎苦瓜含有一定量的钾元素，有助于肃清体内的钠，减轻血管负担，降低血液的黏稠度，减少血液中脂肪的聚集，具有稳定血压和平衡血脂的作用。

有效成分

苦瓜中含有胡萝卜素、维生素C、苦瓜苷、膳食纤维、钾、镁、锌、多胜肽类物质等。

国医小课堂

苦瓜身上一粒一粒的果瘤，是判断苦瓜品质的特征。颗粒愈大愈饱满，表示瓜肉愈厚；颗粒愈小，表示瓜肉相对较薄。选苦瓜除了要挑果瘤大、果形直立的，还要选清脆漂亮的。因为如果苦瓜出现黄化，就代表已经过熟，果肉柔软不够脆，失去苦瓜应有的口感。另外，挑苦瓜要选分量重的。具备以上条件的苦瓜一般不会太苦，非常适宜烹调。

降"三高"营养食谱推荐

秀菊苦瓜

材料 苦瓜300克,食用菊花1朵。

调料 盐小匙,味精、鸡精各半小匙。

做法

1. 苦瓜去蒂、去籽,洗净切条,入沸水中余烫,捞出晾凉,沥干水分。
2. 油锅烧热,将苦瓜条滑炒至熟,加调料调好味,装盘,撒菊花瓣即可。

营养解说 菊花性凉、味苦,与苦瓜合用,具有很大的降压功效。同时,苦瓜富含的维生素C及蛋白质能促进糖类的代谢,对维持血糖平衡的效果显著。另外,苦瓜的果实与种子均含有丰富的蛋白质,且与胰岛素功能相似,能够促进糖类的分解,使过剩的糖转化为能量,从而有效改善体内的血糖和血脂平衡。

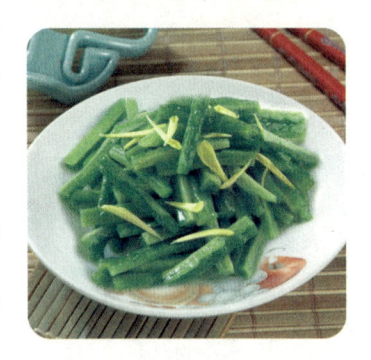

菠萝苦瓜鸡

材料 土鸡半只,苦瓜1条,菠萝罐头1罐,葱2根,姜4片。

调料 料酒1大匙,胡椒粉少许。

做法

1. 鸡剁成小块,用滚水余烫一下,捞出洗净;苦瓜剖开去籽,切块。
2. 汤锅中煮滚8杯水,放入鸡块和葱、姜、料酒,煮滚后改小火炖煮约20分钟。
3. 将菠萝罐头连汁和苦瓜一起加入汤中,再用小火煮30~40分钟至喜爱的烂度,加盐、胡椒粉调味即可。

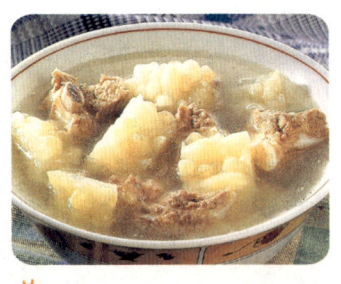

营养解说 土鸡的脂肪含量相对较低,搭配苦瓜,可以阻止胆固醇的吸收,加速胆固醇的分解,从而有效改善高脂血症患者的病情。另外,苦瓜和菠萝具有利水作用,可以有效加强体内纤维蛋白的水解作用,维持患者的血糖平衡。

南瓜
——保护心血管的黄色蔬菜大王

南瓜所含的维生素远比绿色蔬菜高，且其所含的果胶可延缓肠道对糖和脂质的吸收。因此，南瓜倍受宠爱，不仅可以用于充饥，还具有降血压、降血脂和降血糖的食疗价值。

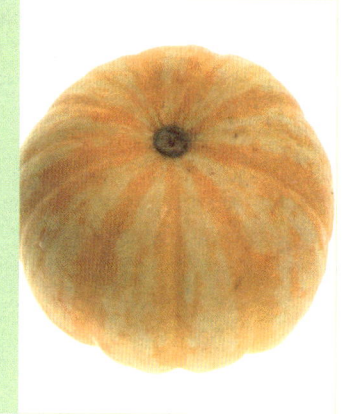

降"三高"原理及其营养功效

南瓜不仅是低脂、低钠的食品，还含有大量的亚油酸、软脂酸、硬脂酸等，可以有效地促进血管流通，阻止血管壁内脂肪的瘀积，达到降压降脂的功效，特别适合中老年人和高血压及高脂血症患者长期食用。

南瓜是我国传统的降血糖食物之一。研究表明，南瓜中的果胶、环丙基氨基酸以及微量元素锌、铬可能对防治糖尿病起主要作用。南瓜的铬含量居各类蔬菜之首。铬是人体必需的微量元素之一，有助于协助维持糖耐量。人体缺铬是导致高血压、糖尿病、冠心病的原因之一。铬不仅可抑制机体内恶性肿瘤的产生，还可以促进体内胰岛素的释放，使糖尿病患者体内的胰岛素分泌正常，这对降血糖十分有效。另外，南瓜中的环丙基氨基酸也可促进胰岛素的分泌，增强胰岛素受体的敏感性，同时可激活葡萄糖酶，加快葡萄糖的转化，从而降低血糖浓度。

有效成分

南瓜中含有膳食纤维、β-胡萝卜素、类黄酮、果胶、环丙基氨基酸、亚油酸、软脂酸、硬脂酸、维生素C、铬、锌、钙、钾等。

降"三高"营养食谱推荐

肉片南瓜汤

材料 南瓜200克,猪肉片150克,红枣6枚,香菜少许,姜1片。

调料 柴鱼精半小匙,盐、白胡椒粉、料酒各适量。

做法

1. 南瓜去籽洗净后切大块、香菜洗净切段。2. 用油炒香姜片与南瓜后,加入料酒、水与红枣,烧开煮10分钟并捞出油沫。3. 加入其他调料煮2分钟,再放肉片,最后撒入香菜即可。

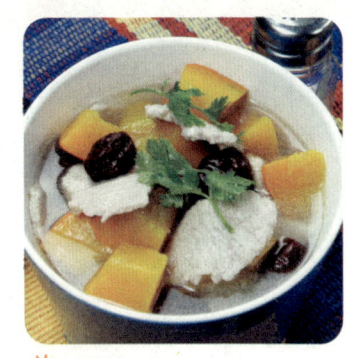

营养解说 南瓜中含有大量的类黄酮,可以有效对抗自由基,保护维生素A、维生素C、维生素E不被氧化,并保证血糖的正常代谢,以维持血糖平衡。

鹌鹑蛋炒南瓜

材料 南瓜200克,熟鹌鹑蛋10个,姜片适量。

调料 盐、味精、白糖、水淀粉、香油各适量。

做法

1. 将熟鹌鹑蛋去壳;将南瓜去皮、去子,洗净后切块。2. 锅内倒油加热,将姜片煸香,放入鹌鹑蛋、南瓜,加盐,再翻炒至南瓜熟。3. 加入味精、白糖调味,用水淀粉勾芡,淋上香油即可。

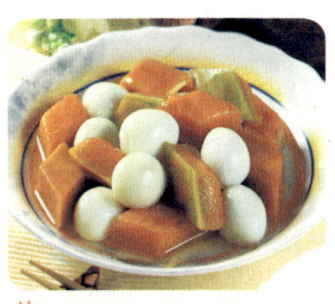

营养解说 南瓜含有大量的亚麻仁油酸、软脂酸、硬脂酸等优质油脂,可改善血管的通透性,达到降低血压的功效;而配以鹌鹑蛋中的芦丁,更增加了降血压的作用,绝对是心脑血管疾病患者的理想滋补品。

洋葱 —— 杀菌降脂的食物药材

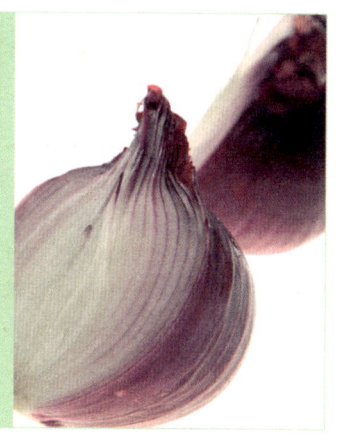

洋葱是一种非常健康的蔬菜,有降血压、降血糖功效,不仅是一道家常调味菜。它含有蔬菜中罕见的前列腺素A,是一味功效显著的食物"药材",在欧美素有"菜中皇后"的美誉。

降"三高"原理及其营养功效

◎洋葱中有一种特殊的有机硫化物称为烯丙基二硫醚。它能使体内胰岛素的浓度增加,帮助消耗血糖,因此,具有降低血糖的功效。此外,洋葱中所含的铬也是胰岛素发挥作用时不可缺乏的元素之一。

◎洋葱内含有黄尿丁酸,该物质能明显降低血糖含量,促进细胞更好地利用糖分,从而使血糖值降低。

◎洋葱中的前列腺素可直接作用于血管,使血压下降,还有促进肾脏利尿和排钠的作用,从而起到较好的降压作用。

有效成分

洋葱中含有前列腺素A、硫氨基酸、烯丙基二硫醚、黄尿丁酸、维生素C、硒、铬等。

国医小课堂

◎未去皮的洋葱放在阴凉通风处,可放一个月之久。切开后应尽快食用。
◎切洋葱时常常会有泪流满面的现象,可先在水中泡一会儿,以减小刺激。

降"三高"营养食谱推荐

洋葱咖喱鱼头汤

材料 海鱼头、洋葱各1个,茄子、土豆各2个,胡萝卜1根,秋葵200克。

调料 酒1大匙,咖喱粉4大匙,盐1小匙,糖半小匙,椰汁1罐,水淀粉2大匙。

做法

1. 鱼头剖开两半,洗净后沥干水分,用3大匙油两面略煎,先盛出。2.洋葱切碎,用3大匙油炒香,变软时加入咖喱粉炒匀,再放入土豆、胡萝卜略炒,加水盖锅,烧开。3.放入鱼头,淋酒,小火煮25分钟再加入秋葵和切小段的茄子,煮至熟软时加入其他调料,入味时即可熄火盛出。

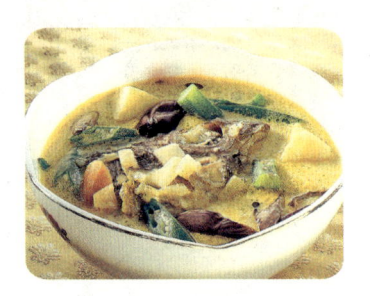

营养解说 洋葱中含有的前列腺素A,可帮助降低血液黏稠度,使血压下降。

洋葱蘑菇炒鸭血

材料 鸭血250克,洋葱、蘑菇各100克,蒜、姜、葱各适量。

调料 盐、水淀粉、香油各适量。

做法

1. 洋葱、蘑菇、鸭血洗净,切丁;蒜洗净,切末;姜去皮,洗净,切片;葱洗净,切段。2.姜片、蘑菇丁、鸭血丁入锅稍煮,捞起。3.油锅烧热,炒香蒜末、葱段、洋葱丁、蘑菇丁、鸭血丁、盐,用水淀粉勾芡,最后淋香油即可。

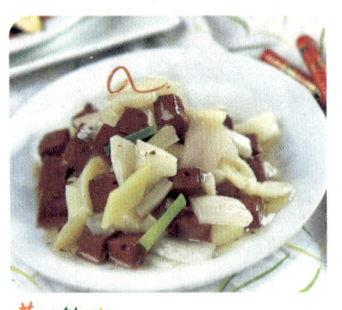

营养解说 洋葱和大蒜均含有天然的抗氧化物——维生素C和硒等,可防止血脂氧化沉积,分解已经沉积的胆固醇;加上鸭血和蘑菇对血液流动的加速作用,可以有效地降低血液黏稠度,缓解高血压及高脂血症。

山药——降"三高"的地下营养源

山药别名淮山，因其营养丰富，自古以来就被视为物美价廉的补虚佳品，既可做主粮，又可做蔬菜。其淀粉含量比叶菜类蔬菜要高，可以给人体提供充足的能量，故被尊称为"地下营养源"。

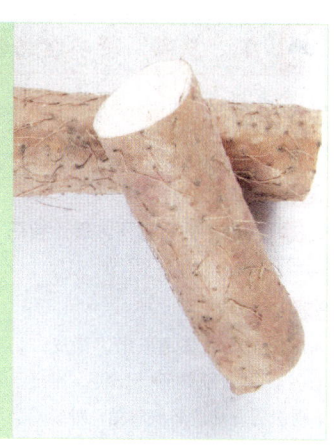

降"三高"原理及其营养功效

◎山药中所含的薯芋皂苷可以增加胆固醇由胆汁流到肠道、随粪便排出体外的速度。因此，想要降低胆固醇的人，可以多吃一些山药来保护心血管。

◎山药中含有可溶性纤维与山药多糖，能延迟胃排空的时间，具有延缓饭后血糖升高的作用。每100克的山药约含20克的糖类，而且以山药代替米饭，容易有饱足感，保证人体不会摄取过量的糖。

◎山药是标准的高钾低钠食物，能帮助钠离子排出体外，稳定血压。

有效成分

山药中含有薯芋皂苷、B族维生素、胆碱、可溶性纤维、山药多糖、钾等。

国医小课堂

山药最好的烹饪方法有两种：方法一是蒸山药，没有其他任何添加物，营养价值能很好地保存；方法二是木耳炒山药，具有清肺、润肺、补血益气的作用。

降"三高"营养食谱推荐

秘制山药

材料 山药400克。

调料 白糖、蜂蜜各两大匙,桂花酱适量。

做法

1. 山药洗净,蒸透取出,削皮,切长片,再入锅炸3~5分钟,捞出。
2. 锅中留底油烧热放白糖,炒成鸡血红色,加适量开水、蜂蜜、白糖烧开,加桂花酱,用漏勺捞出渣子。
3. 再放小火上,待汁浓缩后(约5分钟),倒入山药,颠翻几下,使蜜汁裹满山药,盛盘即可。

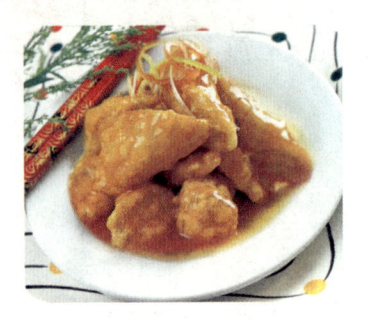

营养解说 山药中含有大量的胆碱,可以促进B族维生素发挥作用,加速体内血糖代谢;蜂蜜有扩张冠状动脉的作用,对血压有一定的调节作用。

莴笋炒山药

材料 山药、莴笋各250克,胡萝卜50克。

调料 盐、鸡精各1小匙,胡椒粉、白醋各少许。

做法

1. 山药、莴笋、胡萝卜洗净去皮,切长条,汆烫后捞出沥干水分。2. 油锅烧热,放入山药条、莴笋条、胡萝卜条炒至断生,再放入盐、胡椒粉炒匀,出锅前放入鸡精炒匀,烹入白醋调味即可。

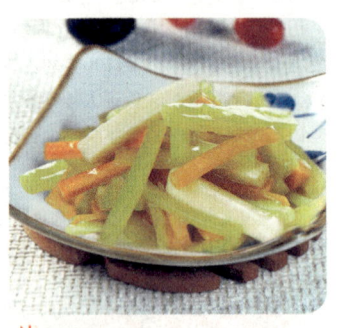

营养解说 莴笋中含有大量的钾,有帮助降低血压的强大功效,山药和胡萝卜对保持血管干净、改善血液循环有显著疗效,是高血压患者的佳肴之一。

芦笋——益气延年的上等蔬菜

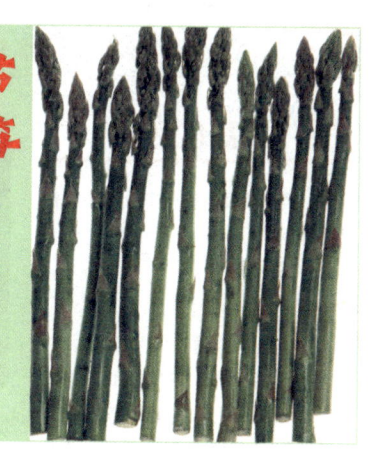

2000多年前,芦笋就被视为"上品之上",在世界上更是小有名气,被誉为世界十大名菜之一。芦笋之所以受到好评,多是由于其含有丰富的维生素和微量元素等,对高血压、糖尿病等疾患有辅助疗效。

降"三高"原理及其营养功效

◎芦笋中的维生素P能抑制血小板凝集,保持血管通畅。
◎芦笋中所含的维生素P、槲皮素及花青素都是抗氧化的高手,能够防止低密度脂蛋白氧化后黏在血管壁上,从而防止血管发生硬化。

有效成分

芦笋中含有维生素P、槲皮素、花青素、氨基酸、B族维生素、蛋白核酸等。

国医小课堂

◎芦笋不但营养丰富,热量也很低。在西餐中,一般将芦笋去皮后蒸熟或煮熟,加沙拉或配上融化的黄油或奶酪食用;而中餐一般喜欢用芦笋配肉类炒菜,以利用芦笋的清爽和颜色来平衡整道菜的色泽和口味。
◎芦笋味淡,有轻微回甘的苦味。但如果苦味过重或有其他异味,就说明芦笋受到过多农药等污染的侵害,对健康非常不利,要避免食用。

降"三高"营养食谱推荐

芦笋薏仁粥

材料 芦笋4根,薏仁150克,米饭半碗。

调料 盐少许。

做法

1. 薏仁洗净后,浸泡一夜备用;芦笋切成段备用。2.将米饭加适量水煮成粥,再将泡软的薏仁放入锅中同煮,起锅前3分钟放入芦笋。3.加入少许盐调味后,即可起锅食用。

营养解说 芦笋能提高人体的基础代谢,促进人体内热量的消耗,避免体内囤积过多的脂肪,进一步降低血糖、血脂。芦笋配上薏仁,其中的氨基酸和B族维生素能够加快糖类的代谢,而薏仁中的锌更是分泌胰岛素必不可少的元素之一,对降低血糖有极大的功效。

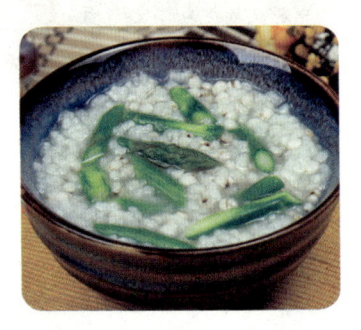

火腿皮蛋烧芦笋

材料 芦笋200克,火腿30克,皮蛋1个,葱、姜、蒜适量。

调料 盐、味精、醋各适量,淀粉、料酒各1小匙,鸡汤适量。

做法

1. 将芦笋洗净,切去硬质部分后切成段备用;皮蛋切小块备用;火腿切丁或切小片。2.炒锅内放底油,加入蒜煸炒,加入葱、姜、料酒、醋、盐和味精,加入笋段不停地翻炒。3.最后加入鸡汤和皮蛋块、火腿丁一起烧煮入味,稍勾一点芡汁即可装盘。

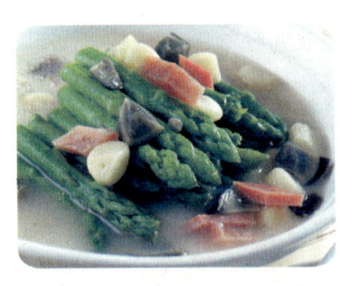

营养解说 葱、姜、蒜的刺激,能够有效促进人体吸收芦笋中所含的降"三高"成分,从而稳定血压,降低血糖和血脂。

西蓝花
——高纤维小战士

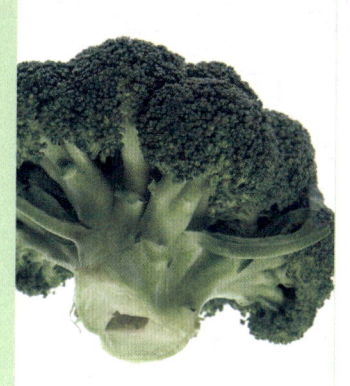

西蓝花因其味道鲜美、营养丰富，成为家常菜品之一；因其能增强肝脏的解毒能力，被誉为"防癌新秀"；因其富含的高纤维能够有效阻击葡萄糖的吸收，被视为"糖尿病患者的福音"。

降"三高"原理及其营养功效

◎西蓝花所含的叶黄素及槲皮素是保护心血管的"两员大将"，能阻止低密度脂蛋白氧化后黏在血管壁上，以减少粥状动脉硬化。此外，槲皮素也能抑制血小板的凝集，使血管更通畅，从而稳定血压。

◎西蓝花属于高纤维蔬菜，能有效降低肠胃对葡萄糖的吸收，进而降低血糖。

有效成分

西蓝花中含有维生素C、叶酸、胡萝卜素、矿物质、叶黄素、槲皮素等。

国医小课堂

◎西蓝花颜色越青翠越好，不要选购已泛黄的，茎部以不空心者为佳，用手掂量一下，有重量感觉的较好。西蓝花不宜久放，买回来后应尽快烹调，不要放于冰箱中太久。

◎西蓝花有一个重要的特点，就是水煮或用水氽后颜色会依然翠绿甚至更绿，而且口感更加爽脆，因此凉拌或做汤是很好的选择。

降"三高"营养食谱推荐

什锦西蓝花

材料 西蓝花200克、菜花50克、胡萝卜100克、红辣椒两个。

调料 油、盐、鸡精、水淀粉各适量。

做法

1.西蓝花、菜花切成小朵洗净,胡萝卜去皮、洗净切片,红辣椒去籽、洗净切块,备用。2.将全部蔬菜放入水中氽一下。3.锅内倒油烧热,下入全部蔬菜翻炒,放入盐、鸡精调味,再用水淀粉勾芡即成。

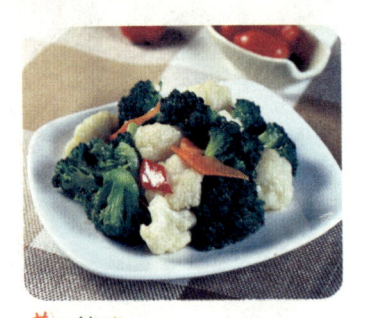

营养解说 西蓝花和菜花所含的营养成分基本一致,两者的搭配,在红辣椒和胡萝卜的维生素C、类胡萝卜素的刺激下,能降低胆固醇、通畅血管、降低血压、促进肠胃对葡萄糖的吸收,从而起到降低血糖的功效。

洋菇炒西蓝花

材料 西蓝花250克,洋菇100克,胡萝卜50克。

调料 蒜末1小匙,盐半小匙,味精1/4小匙。

做法

1.西蓝花切小朵,胡萝卜切片。2.材料入滚水中氽烫30秒捞出。3.两大匙油入锅烧热,蒜末爆香,放入材料速炒,并加调味料调味即可。

营养解说 西蓝花和胡萝卜均含有丰富的胡萝卜素,能够维持血流通畅以及血管的弹性,起到降低血糖和血脂的作用。另外,胡萝卜含有大量的水溶性纤维,可以有效地代谢胆固醇,增强人体对西蓝花中有效成分的吸收,能使血脂处于正常水平。

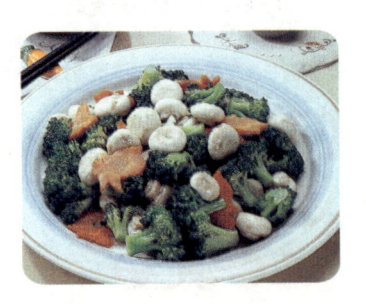

菠菜 —— 绿色维生素胶囊

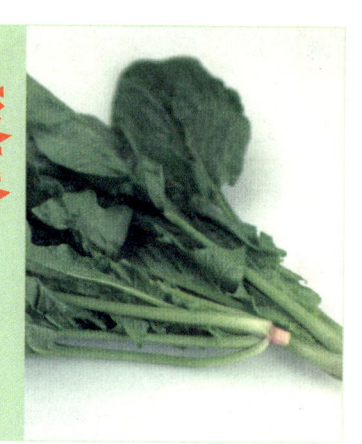

菠菜的茎和叶营养成分颇高，尤其含有人体所需的多种维生素，堪称"绿色维生素胶囊"。菠菜还含有与血管密切相关的营养素——叶酸，对控制血压、降低血脂、平衡血糖均有明显的功效。

降"三高"原理及其营养功效

◎菠菜含有很多优秀的抗氧化剂，如 β -胡萝卜素、维生素C等；还有槲皮素及叶黄素，都是保护心血管的抗氧化高手，有助于维持血管弹性。另外，多摄食叶酸还可以降低血液中高半胱氨酸的浓度，对降低血压有功效。
◎菠菜叶中含有一种类胰岛素样物质，其作用与胰岛素非常相似，能使血糖保持平衡。

有效成分

菠菜中含有叶酸、类胰岛素样物质、维生素C、膳食纤维、槲皮素、叶黄素、β -胡萝卜素等。

国医小课堂

◎菠菜不宜久放，室温下不宜超过3天，放冰箱时宜先用保鲜袋密封。
◎菠菜中含有草酸。草酸易与其他食物中的钙结合形成草酸钙而阻碍钙的吸收。建议先将菠菜于沸水中氽烫，使草酸溶于水后，滤掉汤汁再烹煮。

降"三高"营养食谱推荐

菠菜排骨银鱼羹

材料 菠菜3棵，煮熟的排骨4块，银鱼100克。

调料 盐少许，水淀粉少许，高汤适量。

做法

1. 将菠菜洗净，切去根放入加盐的滚水中氽烫后，冲凉挤干水分再切成小段备用。2. 将银鱼放入高汤煮熟后以盐调味，再倒入水淀粉勾芡。3. 等汤煮至浓稠后，再加入菠菜及煮熟的排骨，即可起锅食用。

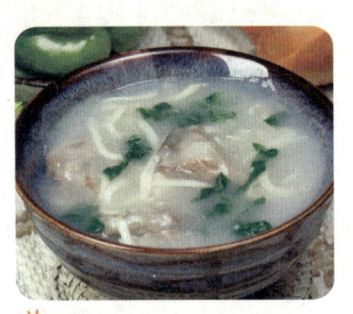

营养解说 菠菜富含膳食纤维、维生素C，能有效控制胆固醇、降低血脂。同时，菠菜和排骨同煮，可加大人体对钙质的吸收，从而起到松弛血管平滑肌、降低和稳定血压的功效。

蒜香菠菜

材料 菠菜250克，香肠200克，葱段、蒜末各适量。

调料 料酒、白糖、盐各适量。

做法

1. 将香肠切成片，菠菜洗净切段。2. 锅内倒油加热，将蒜末和葱段煸香，放入香肠翻炒均匀，放入料酒、白糖，加入菠菜大火快炒，加适量的盐调味即可。

营养解说 菠菜、大蒜和葱中，含有丰富的维生素A、维生素C、钙、磷、铁等营养物质，可以有效促进胰岛素的分泌，增加组织细胞对葡萄糖的吸收，提高人体葡萄糖耐量，迅速降低血糖水平，对糖尿病有积极的防治作用。同时，大蒜，极大地促进了人体对菠菜中的镁、硒、维生素C等的吸收，对控制血压也有一定疗效。

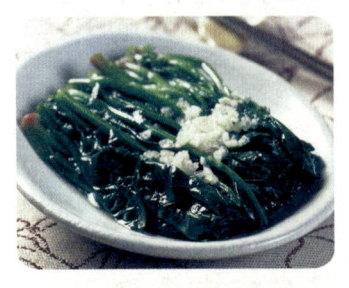

胡萝卜——蔬菜中的小人参

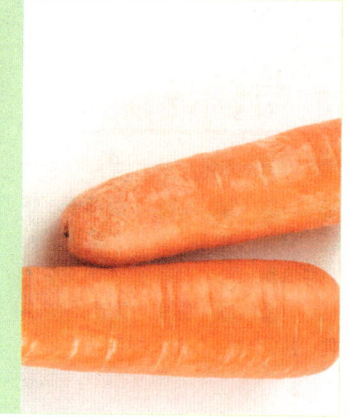

胡萝卜因颜色不同，其别名也有所不同，如红萝卜、黄萝卜等。不仅如此，颜色深浅不同，其所含营养素的也不同：颜色较深者含番茄红素较多，颜色较浅者含β-胡萝卜素较多，对降"三高"非常重要。

降"三高"原理及其营养功效

◎在中医的观念中，胡萝卜有健脾润肠、降血糖等功能。这是因为胡萝卜中含有绿原酸，能帮助调控血糖，且有减缓胃肠道吸收糖分的作用，起到降糖功效。

◎胡萝卜内含有丰富的琥珀酸钾，有助于防止血管硬化，降低胆固醇，对防治高血压有一定的效果。另外，胡萝卜素可以清除导致人体衰老的自由基，有助于降血压。

有效成分

胡萝卜中含有钾、绿原酸、β-胡萝卜素、番茄红素、琥珀酸钾、维生素C、钙等。

国医小课堂

胡萝卜中的许多维生素都是脂溶性的，放些食用油与胡萝卜一起烹煮，能使胡萝卜中的营养素释放出来，有利于被人体吸收。

降"三高"营养食谱推荐

胡萝卜冬笋炒肉

材料 猪肉200克,胡萝卜、冬笋各100克,西红柿1个,豆腐干、虾仁、腰果、松仁、青椒丁各少许,豆芽适量。

调料 海鲜酱、生抽、豆瓣酱各2小匙,盐1小匙,红油、鸡精各适量。

做法

1. 将所有材料洗净,猪肉、胡萝卜、冬笋、豆腐干、西红柿切丁,然后把所有材料放入滚水中氽烫过。2. 将调料调成味汁。3. 将豆芽铺在盘底,油锅烧热,放入其他材料翻炒,然后调入味汁炒匀,盛出,放在豆芽上即可。

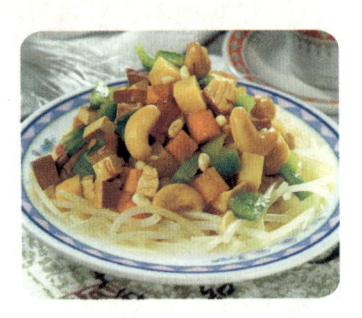

营养解说 胡萝卜中含有番茄红素,而番茄红素在腰果和松仁不饱和脂肪酸的作用下,对降"三高"有显效。

胡萝卜烧牛肉

材料 胡萝卜1根,白萝卜1小根,牛腩500克,香菜1棵,八角3粒。

调料 A:酒1大匙,酱油3大匙,盐1/4小匙,糖大半匙 ;B:水淀粉大半匙。

做法

1. 牛腩切小块,先氽烫一下,去除血水后,冲净泡沫沥干。2. 胡萝卜和白萝卜分别去皮,洗净后切小块。3. 先将牛腩加入清水8杯及八角烧开,改小火煮半小时至熟软。4. 加入胡萝卜和白萝卜同烧,并加入调料A烧入味。5. 待汤汁收干,并见材料熟软入味时,加调料B勾芡,撒入香菜末即可。

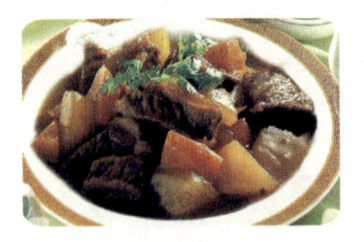

营养解说 牛肉属于低脂肉类,搭配胡萝卜,不仅能增强人体对钙质的吸收,还可以带来番茄红素、胡萝卜素等多种降"三高"的营养成分。

苹果
——享誉全球的健康保护神

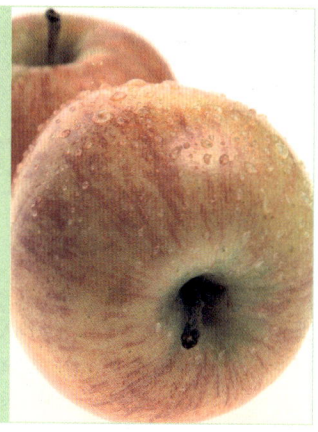

苹果营养丰富，老少皆宜，是世界公认的四大水果之一。苹果中含有丰富的维生素C、果胶和微量元素铬，其营养价值与医疗价值都很高，故而被人们尊称为"大夫的第一药"。

降"三高"原理及其营养功效

◎苹果中所含的绿原酸及阿魏酸都对调整血糖有重要作用，且苹果中的果胶能够延缓饭后血糖上升的速度。因此，血糖高的人或是Ⅱ型糖尿病患者，都可以试着在饭后吃一些苹果。

◎苹果中的阿魏酸及果胶都能降低胆固醇，而且，苹果中所含的一些类黄酮素及酚酸类都是超级抗氧化剂，能预防胆固醇被氧化卡在血管壁上。

有效成分

苹果中含有阿魏酸、绿原酸、果胶、维生素C、类黄酮素、植物固醇、烟碱酸等。

国医小课堂

苹果皮中纤维素的含量丰富，可刺激排便，解除便秘。而拉肚子时，则要削去果皮，以促进果肉中的果胶留住水分，改善腹泻。

降"三高"营养食谱推荐

苹果炒紫甘蓝

材料 紫甘蓝300克,苹果1个。

调料 红酒、白糖、白醋、盐各适量。

做法

1. 紫甘蓝洗净切丝,苹果洗净去皮、去核切片。2. 将甘蓝丝、苹果片放入碗中,加入白糖、白醋、盐、红酒腌制一天。3. 锅内放油烧热,倒入腌制好的甘蓝菜,炒至熟软即可。

营养解说 苹果和紫甘蓝同炒,有利于促进钠的代谢,起到降低血压的功能;同时紫甘蓝还能有效地促进苹果中果酸发挥作用,帮助体内消耗更多的胆固醇,保持血管的弹性,促进血流通畅,更好地控制血压。

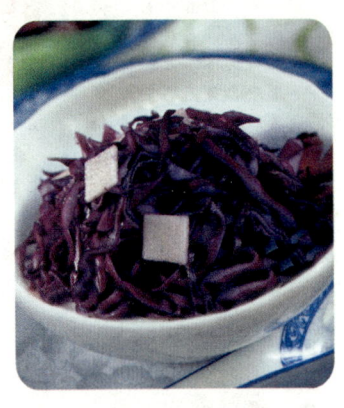

彩虹水果茶

材料 苹果1个,菠萝1/4个,金橘两个,小西红柿3个,百香果原汁适量,红茶包1袋。

调料 冰糖少许。

做法

1. 苹果、菠萝洗净切丁,金橘切片,西红柿用牙签刺几个小洞。2. 将菠萝放入锅中,加适量水熬煮20分钟,再把其他材料及调味料一同放入锅中搅匀,最后放入茶包泡约2分钟即可。

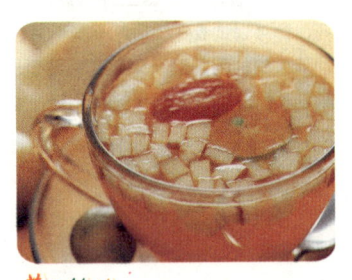

营养解说 苹果、菠萝、金橘、小西红柿等均含有丰富的营养物质。其中,维生素P和维生素C可阻止自由基对血管的破坏作用;烟碱酸可以帮助脂肪代谢,减少胆固醇;果胶和半纤维素可以吸收胆酸;而膳食纤维则可以促进肠胃的蠕动,减缓胆固醇的吸收。

深海鱼
——保持血液干净的深海清道夫

深海鱼在600～2700米的茫茫深海底部栖息，口和眼睛都很大，身体的某一部位或某几个部位有发光器。深海鱼营养丰富，且低脂肪高蛋白，因含有ω-3脂肪酸，可有效清扫血管。

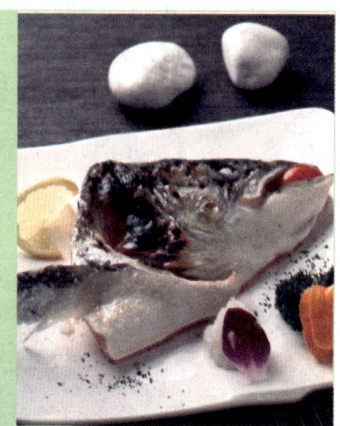

降"三高"原理及其营养功效

◎深海鱼类含有只有水生动物才含有的多种不饱和脂肪酸，它能降低胆固醇和甘油三酯，防止血液凝固，对冠心病和脑出血病的防治有很好的作用。

◎深海鱼含有丰富的牛磺酸，可消除胆固醇，改善脂肪肝和血脂状况。

有效成分

深海鱼中含有ω-3不饱和脂肪酸、牛磺酸、EPA、维生素E、DHA、锌、硒、铬、维生素A、维生素D、碘、锰等。

国医小课堂

◎科学研究表明，以水煮或烘烤的方式烹调深海鱼，更有利于人体吸收其中丰富的ω-3脂肪酸等营养成分。

◎服用止咳药期间，应避免食用深海鱼。如食用，极有可能引起组胺过敏反应，导致患者出现皮肤潮红、头晕、心跳加快、麻疹等不适症状。

第四章

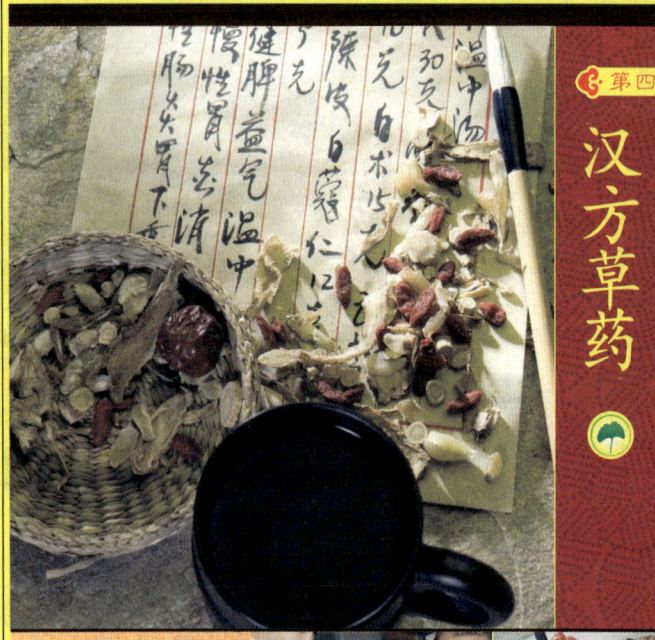

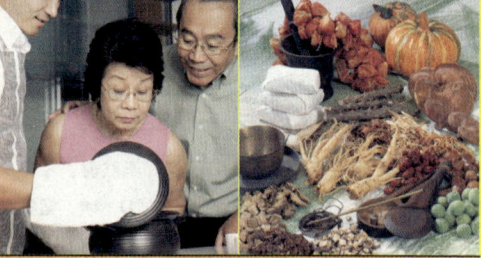

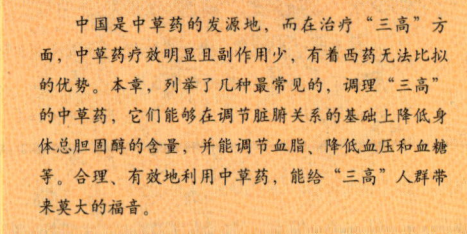

调理"三高"的汉方草药

中国是中草药的发源地，而在治疗"三高"方面，中草药疗效明显且副作用少，有着西药无法比拟的优势。本章，列举了几种最常见的、调理"三高"的中草药，它们能够在调节脏腑关系的基础上降低身体总胆固醇的含量，并能调节血脂、降低血压和血糖等。合理、有效地利用中草药，能给"三高"人群带来莫大的福音。

中药治疗"三高"的注意事项

俗语说"是药三分毒",中药也是药,自然也有一定的毒性,因此无论是使用中药,还是煎煮中药,都需要小心谨慎地对待。

使用中药的注意事项

中药虽有毒副作用,但也不可因此就对中药全盘否定。实际上只要使用得当,一些副作用是完全可以避免的。

不可擅自服用有毒性的药物

某些中药毒性大,擅自乱用或滥用往往会造成严重后果。如朱砂,是治疗心神不安、失眠、口舌生疮的主要药物,具有良好的临床疗效。但朱砂是含有汞的化合物,主要成分是硫化汞,进入体内的汞主要分布在肝脏、肾脏,可引起肝肾损伤。

过量或错误服用朱砂容易导致中毒,表现为恶心、呕吐、口中有金属味、口腔黏膜充血、牙龈肿胀、溢血、腹泻及心、肾、肝、小脑等脏器损伤。

不可过量或过久服用药物

过量或过久服用中药,不仅不能治疗疾病,反而会加重症状或导致新的疾病出现。例如,人参作为药物,本身不具有毒性作用,能大补元气,有些人便购买大量人参长期服用,之后却出现发热、咽痛、吞咽

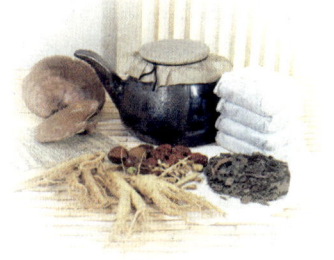

"是药三分毒",中药也有一定的毒副作用,因此服用时需谨慎对待

困难、鼻出血等严重的不良反应。

遵医嘱对症合理用药

部分药物的不良反应是由不对症引起的,也就是服用了错误的药物。这样不仅起不到治疗作用,反而加重了病情,甚至出现新的症状。这些新的症状是药物的误用导致的。因此,患病不能盲目吃药,要在医生的指导下正确服用药物,一旦出现不良反应,应立即停药并告知医生。

杜绝伪劣药物

炮制不当的中药、制剂不当的中药、伪劣中药都可能引发毒副作用,因此购买和服用质量合格的药物是治疗疾病的前提和保证。

煎煮中药的注意事项

煎煮中药是有一些原则、方法和条件的,如果煎煮方法不恰当,就会由"治病"变成"致病"。所以,掌握中药煎煮方法是非常重要的。

选用砂锅煎煮中药

煎药器具以砂锅、瓦罐为好,因为砂锅、瓦罐的材质稳定,不会与药物成分发生化学反应。其传热均匀缓和,用小火久煎,水分也不易散失。这也是砂锅从古沿用至今的原因之一。此外,也可选用搪瓷锅、不锈钢锅和玻璃煎器。但是忌用铁锅、铜锅,主要是因为铁或铜的化学性质不稳定,易氧化,在煎煮时,会与中药所含的化学成分如鞣酸、生物碱,发生化学反应而变成不溶于水的沉淀物。这样人体就无法吸收了,从而影响药物的疗效。

煎前要浸泡

多数药物宜用冷水浸泡,一般药物可浸泡30分钟左右,以种子、果实为主的药可浸泡1小时。夏天气温高,浸泡时间不宜过长,以免腐败变质。中药煎前浸泡既有利于有效成分的充分溶出,又可缩短煎煮时间,避免因煎煮时间过长,而导致部分有效成分耗损、破坏过多。

中药入锅的顺序与方法

一般药物可以同时入煎,但是有些药物需做特殊处理,甚至同一药物因煎煮时间不同，其药性与临床应用也存在差异。所以，煎制汤剂还应讲究入药方法。

◎ **先煎**：贝壳、甲壳、化石以及多数矿物药，如牡蛎、磁石等，因其有效成分不易煎出，应先煎30分钟左右再加入其他药同煎。还有一些中药毒性较大，如附子、生半夏、马钱子等，也应先煎，以减少其毒性。

◎ **后下**：如薄荷、藏红花、大黄等，入药宜后下，等其他药煎煮完毕后再将其纳入，煎沸5～10分钟即可。

◎ **包煎**：将某种药用纱布包起来，再和其他药一起煎。例如，蒲黄、海金沙等，煎时容易溢出或沉淀，需要包起来煎煮；车前子、青葙子等，煎时特别黏腻，如不包煎，容易粘锅，药汁也不容易滤出；旋覆花、枇杷叶等，如不包煎，煎煮后不易滤出，服后会刺激咽喉，引起咳嗽、呕吐等副作用。

◎ **烊化**：鹿角胶、阿胶如与其他一般药物共煎，需要另放容器内，隔水炖化或用少量水煮化，再加入其他药物同服。

◎ **另煎**：一些名贵中药，如人参、虫草等宜单煎或研末冲服，否则易造成浪费。

◎ **冲服**：不宜煎煮的药物（如芒硝）、液态药物（如竹沥）应用开水冲服或与其他药液混合服用。

把握好煎煮火候及时间

煎煮中药还应注意火候与煎煮时间适宜。煎一般药宜先用大火后改小火，即未沸前用大火，沸后用小火保持微沸状态，以免药汁溢出或过快熬干。火候和时间的控制，主要取决于不同药物的性质和质地。通常，解表药及其他芳香性药物用大火迅速煮沸，再改用小火维持10～15分钟即可，以避免久煮而致香气挥散、药性损失；滋补药则在煮沸后，用小火维持30～40分钟，使有效成分充分溶出；贝壳等多数矿物药则宜长时间煎煮。

煎煮中药的次数

一般一剂药煎两次，补益药煎3次。因为煎药时，药物的有效成分首先会溶入药材组织的水液中，然后再扩散到药材外部的水液中。当药材内外溶液的浓度达到平衡时，因为渗透压平衡，有效成分就不再溶出了。这时，只有将药液滤出，重新加水煎煮，有效成分才能继续溶出。

【刺五加】

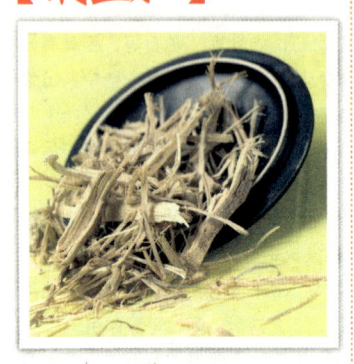

降"三高"原理

◎对于高血压患者，刺五加可产生一种逐渐、温和地降低动脉压的作用。

◎刺五加中的配糖体A可促进人体中的胆固醇排出体外，缓解高脂血症；还能抑制血液从胃肠中吸收不良的胆固醇及脂肪，并慢慢除去附在血管内壁上的胆固醇及脂肪，保护血管不受损伤。

民间便方

刺五加酒：刺五加50克，水煎，过滤留汁；再加入适量糯米，同煮成糯米干饭；放凉后加酒曲适量，发酵，酿酒，每日适量佐餐食用。本品在促进血液循环的同时，活化脏腑细胞的功能，有利于稳定血压、平衡血脂和血糖。

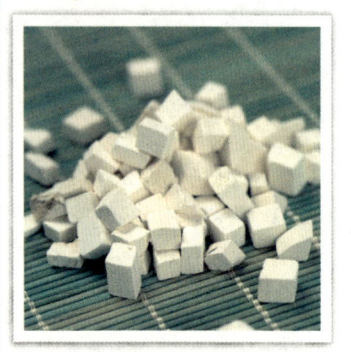

【葛根】

降"三高"原理

◎葛根主要含黄酮类物质，是血管的"清道夫"，能有效清除血液中的自由基，防止过氧化脂质沉积，降低血液黏稠度，通过调整脂质代谢达到降脂的功效。

◎葛根特有的成分葛根素，具有净化血液、软化和疏通心脑血管的作用，从而有效降低血压。葛根素、黄酮及其他有效成分能显著改善胰岛细胞的功能，从而起到调节血糖和控制糖尿病及其并发症的作用。

民间便方

葛根粳米粥：葛根粉30克、粳米100克同煮粥，早晚温热服食。本品具有促进胰岛素的分泌，调节血糖，进而控制糖尿病症状的作用。

【菊花】

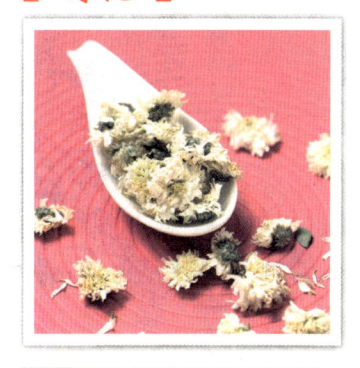

降"三高"原理

◎中医认为菊花性凉,味甘苦,入肺、肝经,具有疏风清热、明目解毒、利血脉、去心烦等功效,可改善头痛、眩晕、目赤、心烦等高血压症状。

◎菊花含有水溶性膳食纤维,可以有效降低体内血清胆固醇和甘油三酯的含量,并积极地促进矿物质的吸收,从而有效地降低血糖、促进胆固醇的排出,达到稳定血糖和血脂的目的。

民间便方

菊花山楂茶:菊花15克,生山楂20克,水煎10分钟。每日1剂,代茶饮。本品可促进肠胃蠕动,排毒祛热,进而降低血糖、血脂和血压。

【夏枯草】

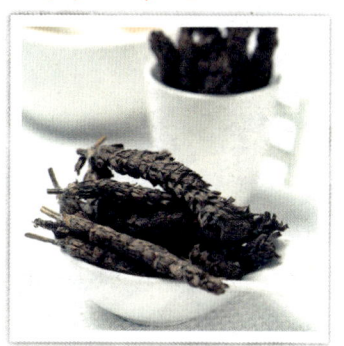

降"三高"原理

◎夏枯草是一种清热泻火的中药材,不但可以消解体内多余的废物与脂肪,减轻血管壁上脂质的沉积,还能宁神醒脑,有效平复因情绪激动所导致的高血压,并改善头痛、头胀、眩晕、脸泛红光、烦躁易怒等症状。

◎夏枯草有降血糖的作用。从夏枯草中提取的一种化合物可明显抑制由四氧嘧啶引起的血糖升高,其作用强度为100毫克相当于22.6微克的胰岛素。

民间便方

夏枯草茶:夏枯草10克,茶叶5克,将夏枯草与茶叶同煎,共饮其汁。本品可积极促进脂肪消耗,降低血压和血脂。

【淫羊藿】

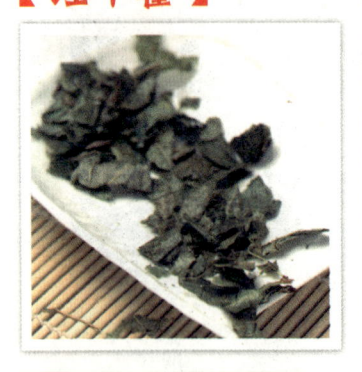

降"三高"原理

◎淫羊藿含有的淫羊藿苷,属于降压的成分之一,可抑制、阻断双侧颈总动脉引起的加压反射,从而抑制交感神经节前纤维所致的瞬膜收缩反应,适用于肾阳虚引起的更年期高血压。

◎淫羊藿有降低低密度脂蛋白胆固醇和甘油三酯的作用,还能够明显地降低血糖。

民间便方

淫羊藿醪糟酒:淫羊藿50克用纱布包好,放入250毫升的醪糟中,密封,每日振摇1次,7日后每周振摇1次,15天后饮用,每次30毫升,每日两次。长期服用此酒,可有效促进血液循环,保持血管干净。

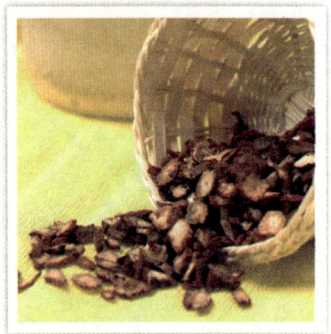

【丹参】

降"三高"原理

◎丹参中的丹参素对于降低血浆胆固醇、甘油三酯水平效果显著,还可以提高血脂中高密度脂蛋白浓度,降低肝脏中甘油三酯的含量,有效地降低血脂的水平。

◎丹参还可以祛瘀止痛、活血通经、清心除烦,适用于高血压之偏瘀血阻滞者,尤其对高血压兼有心、脑及其他血管并发症者的治疗效果更明显。

民间便方

首乌丹参汤:丹参、何首乌各15克,蜂蜜30克。先将丹参、何首乌加水煎汤,去渣后调入蜂蜜,日服1次。长期服用此汤,可有效预防动脉硬化、高血压等症。

【山楂】

降"三高"原理

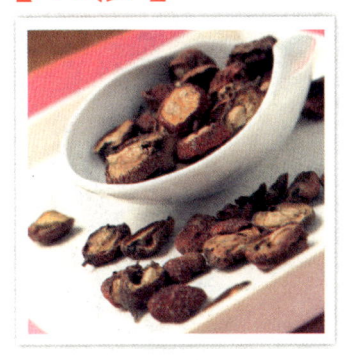

◎山楂能够加速血液在血管中的流动,以便清除附着在血管上的胆固醇;同时,山楂还能增加胃部分泌消化酶,帮助分解体内脂肪,起到降低血脂的作用。

◎山楂能够增强心肌收缩力,增加心脏输出量,扩张冠状动脉血管,增加冠脉血流量,从而有效地降低体内血清胆固醇和甘油三酯,进一步稳定血压、降低血脂等。

民间便方

山楂茶(粥):山楂15克,洗净,切片,水煮,水沸后5分钟即可,代茶饮。也可以将山楂水煎过滤后,加入粳米100克,煮粥,早晚服用。本茶适合高血脂、高血压患者长期服用。

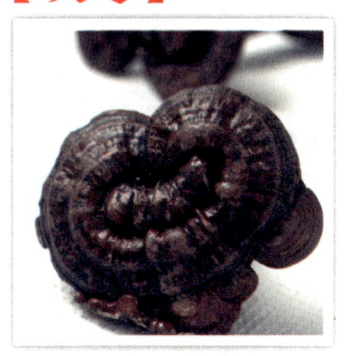

【灵芝】

降"三高"原理

◎灵芝提取物具有扩张冠状血管、增加心肌营养性血流量、改善心肌微循环、增强心肌功能等作用,并可改善急性心肌梗死的症状,还可减少高血压导致的心脑血管并发症等。

◎灵芝能够保护胰岛B细胞,提高血清胰岛素水平。此外,它还能抑制由肾上腺素引起的血糖增高,维持血糖平衡,预防糖尿病的并发症。

民间便方

灵芝茶:灵芝草10克,绿茶少许,将灵芝切片,与绿茶一起用沸水冲泡即可饮用。本茶具有益气除烦、去脂降压的功用,适用于各种高脂血症患者饮用,尤其对阴阳两虚型高脂血症患者效果显著。

【银杏叶】

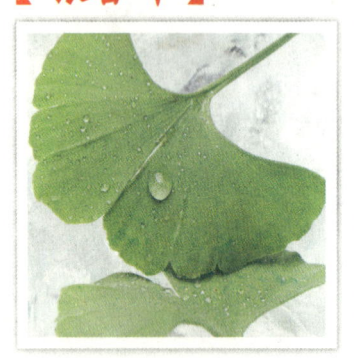

降"三高"原理

现代中药研究指出,银杏叶中的成分有降低血清胆固醇的作用。从银杏叶中可提炼出类黄酮物质及松稀油内脂,二者抗氧化功能都极强,可有效清除自由基,防止胆固醇氧化,减少脂质沉积,因而具有降血脂的作用。它们同时可以减少心肌的耗氧量,预防动脉硬化及心肌梗死。

民间便方

银杏叶茶:鲜银杏叶洗净后蒸15分钟,晒干,放入铁器中贮存。每次取3~5片,用开水200毫升冲泡15分钟,代茶饮,上、下午各1次。本品有清热利尿功效,可有效降低体内的胆固醇,改善高脂血症。

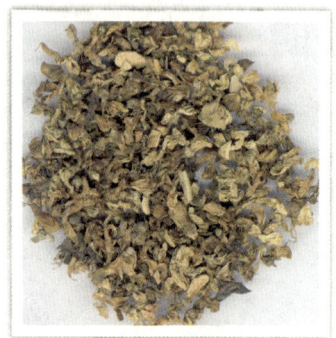

【槐花】

降"三高"原理

◎槐花不仅有降低血压的作用,由于其含有芸香,也能增加毛细血管的抵抗力,从而改善血管壁的脆性,预防脑血管破裂,仅适用于热证型的高血压患者。

◎槐花能有效降低肝内、主动脉内及血液中的胆固醇含量,从而降低血脂。

民间便方

槐花酒:槐花100克,白酒750克,白砂糖5克,摘取即将开放的槐花蕾,择去杂质,洗净,沥干。把槐花蕾装入纱布袋中,与白酒一起装入容器内,加入适量白糖,密封,两个月后即可饮用。槐花酒有降脂、降压的功效,可有效预防动脉硬化。

【枸杞子】

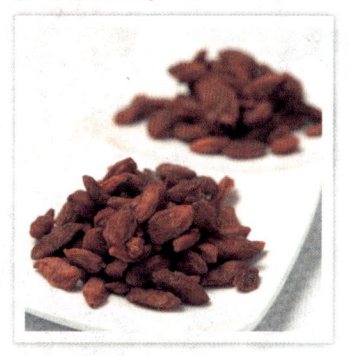

降"三高"原理

◎枸杞子性味甘平，对于现代人来说，枸杞子最实用的功效就是降低血糖。这是因为枸杞子含有胍类衍生物以及黄酮类物质，具有极大的降低血糖的功效，且降血糖的作用时间也比较长。

◎枸杞子中含有丰富的芦丁。芦丁具有强化毛细血管的作用，能有效预防高血压，对缓解高血压造成的肩酸、头疼、手脚发麻等症状也十分有效。

民间便方

枸杞子粥：枸杞子30克，决明子25克，粳米100克，一起下锅煮粥。每日1～2次，适用于高血压、糖尿病患者长期食用。

【何首乌】

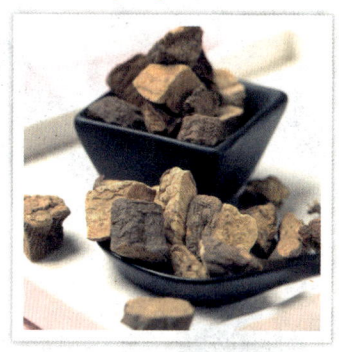

降"三高"原理

◎何首乌卵磷脂进入血液后，可清除附着在血管壁上的胆固醇，从而降低血脂和减少动脉粥样硬化。

◎何首乌中含有大黄酸、大黄素、大黄酚、芦荟大黄素等物质。这些物质能促进肠道蠕动，减少人体对胆固醇的吸收，还能加速胆固醇在人体内的代谢，具有调血脂和抗动脉粥样硬化的作用。

民间便方

何首乌蛋：何首乌60克，先用冷水浸泡15分钟，鸡蛋2个，蛋熟后取出剥去蛋壳，放入何首乌中再煮3分钟，吃蛋喝汤，每日1次。本品在补充蛋白质的同时，可以有效地清除血液中的胆固醇，加速胆固醇的代谢，起到降血脂的功效。

第五章 适宜"三高"人群的保健品

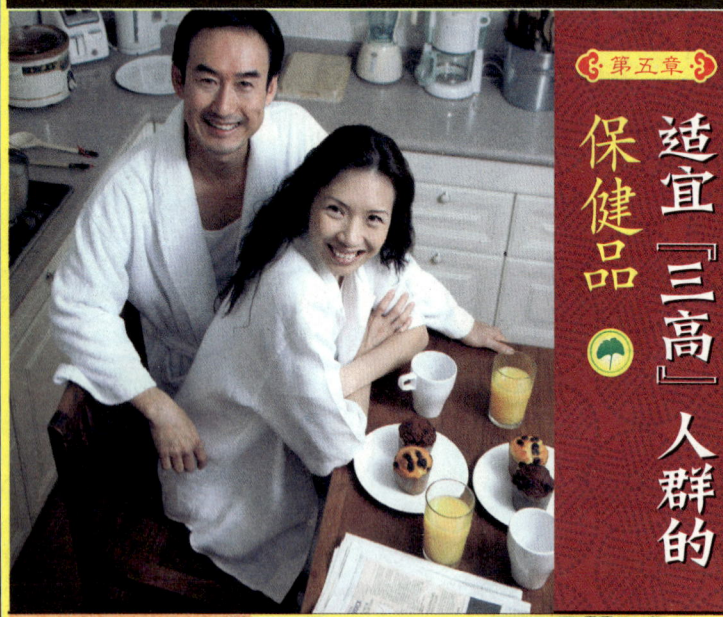

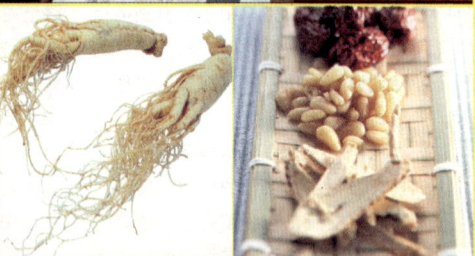

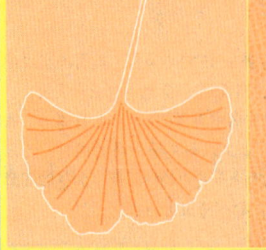

降因……

　　现代社会，人们普遍工作忙、压力大、应酬多，生活中免不了出现烟酒过度，暴饮暴食，生活无规律等现象。所以，很多人都是"三高"的潜在患者，应适量地服用一些有利于降"三高"的保健品，以便将疾病扼杀在萌芽状态。本章列出的保健品都来自天然无公害绿色植物提取物或无公害动物提取物，具有降低血糖、血压以及调节血脂的作用。

【红曲】

红曲是将米蒸热后放入红曲菌，经发酵、干燥制成的。市面上常见的红曲制品有红露酒、红糟肉、红糟鱼、红曲香肠、红糟排骨、红曲腐乳等。科学证实，红曲具有降低胆固醇的功效，这是因为人体肝脏合成胆固醇时，需要有大量的酶才能完成，其中有一种关键的酶"HMG-CoA还原酶"，扮演合成胆固醇的重要角色。而红曲含有一种Monacolin K成分，可以抑制"HMG-CoA还原酶"的活性，从而降低血液中胆固醇的浓度，达到降低血压、血脂的作用，对高血压及高脂血症具有一定疗效。

国医小课堂

◎胆固醇数值在危险边缘者，可考虑使用红曲胶囊，一般先服用3个月，再观察3个月，有改善之后，可酌量减少。

◎自制红曲易在制作过程中发生橘霉素污染，影响肝肾功能，需特别注意。

◎已服用史他汀药物者，不宜再多吃红曲食品。肝肾功能异常者，最好咨询医生后再服用。

【卵磷脂】

卵磷脂是组成细胞膜的基本成分，大脑外部围绕的保护鞘膜、神经细胞等都含有这种必需的脂肪酸。

卵磷脂分子是由磷酸、甘油、脂肪酸和胆碱等组成的。脂肪酸和甘油是亲油性的，磷酸、胆碱是亲水性的，这使卵磷脂成为一种强效乳化剂。卵磷脂进入人体后，能将脂肪分解成微粒，再带入循环代谢中，使血管中的胆固醇和中性脂肪乳化排出体内，进而降低血脂的浓度，甚至可以帮助消散硬化斑块，对于保护血管、减少心肌梗死十分有利。

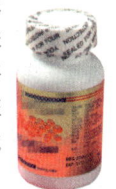

国医小课堂

◎同时补充卵磷脂与维生素C、维生素E，其降血脂的作用将提高数倍。

◎卵磷脂较常见的形式有粉状、颗粒状和胶囊。粉状及颗粒状可加入菜肴中食用，胶囊在饭前、饭后配水服用即可。饭前服用卵磷脂特别有助于分解体内，尤其是腹部多余的脂肪，并增进脂溶性维生素的吸收。

【深海鱼油】

深海鱼油的主要成分为ω-3不饱和脂肪酸。这种脂肪酸主要又分为EPA和DHA两大类,两者都是长链的多元不饱和脂肪酸,可抑制肝脏制造过多的油脂,减缓胆固醇的累积。

ω-3不饱和脂肪酸遍布在体内每个细胞膜上,是多种激素的前驱物质,负责参与许多代谢作用,尤其血糖的代谢,因而有助于降低胰岛素抗性,减少Ⅱ型糖尿病的发病概率。

国医小课堂

◎过量补充深海鱼油会造成肥胖或脂肪肝,影响免疫系统及凝血功能,建议每天服用不超过1克。
◎有血友病、凝血障碍或服用抗凝血剂者,服用前请先咨询医生。
◎补充深海鱼油的同时,还要摄取维生素C、维生素E或抗氧化力强的果蔬,这可减少鱼油氧化,便于人体吸收。

【纳豆】

纳豆是由黄豆煮熟后加入特殊纳豆菌发酵而成的,经常食用纳豆可起到健胃润肠、帮促进代谢、溶解血栓、维护心血管健康、防治急性心肌梗死、改善下肢静脉曲张等保健作用。纳豆激酶是存在于纳豆中的特殊酶,也是纳豆发挥保健功能的有效元素。糖尿病患者比平常人更容易罹患白内障、青光眼及视网膜病变,而纳豆激酶不仅可以使血液的流通性变佳,也能够去除阻塞在眼球微血管中的血栓。此外,纳豆激酶可以有效抑制低密度脂蛋白被氧化,减少动脉硬化的发生。

国医小课堂

◎在服用抗凝血剂期间,应先咨询医生是否可以食用纳豆激酶。
◎拔牙或手术之前,应暂停食用纳豆激酶;有外伤时,也应等伤口愈合后才能食用。
◎保健食品多以毫克或微毫克为剂量计算单位。但属于酶的纳豆激酶,则是以作用能力FU作为评量单位,代表纳豆激酶的活性。建议的每日摄取量为2000~4000 Fu。

【罗布麻茶】

罗布麻中含有多种矿物质和维生素,黄酮类化合物的含量也很丰富。其中,异槲皮素与金丝桃苷是罗布麻的特有成分,可降低血脂、扩张血管,对高血压患者十分有益。

罗布麻茶以天然罗布麻为原料,不含咖啡因,且钙、铁含量是一般茶类的3倍。罗布麻茶可以有效降低血压,是高血压患者的福音。目前认为,其降压原理与组胺有关。即其成分引起某些组织释放组胺或直接作用于组胺受体,从而使周围血管扩张,心率减慢,降低了血液黏滞性,最终使血压下降。所以,罗布麻茶非常适合作为日常的保健饮品。

国医小课堂

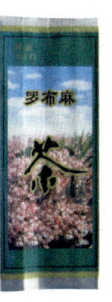

◎饮用罗布麻茶时应避免与具有强心作用的药物一同服用。
◎建议每日以3~9克茶包冲泡饮用,如摄取过量则会引起腹泻。

【银杏】

银杏最具疗效的成分在其叶子中,其中含有白果黄素、银杏黄素、银杏内酯、异银杏黄素、类黄酮苷。从银杏中我们可以提炼出类黄酮物质及松稀油内酯,二者抗氧化功能都极强,可有效清除自由基,防止胆固醇氧化,减少脂质沉积,因而具有降血脂的作用;同时,它还可扩张血管、促进血液循环、减少心肌的耗氧量、预防脑血栓、动脉硬化及心肌梗死等。

国医小课堂

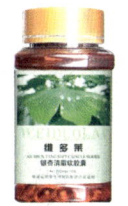

◎建议每日摄取120~160毫克银杏或听从医生的建议。摄取过量可能引起凝血功能不足,导致异常出血症状。
◎银杏有抑制血液凝聚的作用,中风患者不可服用,以免加重脑部出血。
◎银杏不可与阿司匹林或抗凝血药物同服,否则会延长凝血时间,造成出血不止;手术后的患者、孕妇、生理期的女性也需避免服用。

【绿茶粉】

绿茶中含有丰富的儿茶素、叶绿素、B族维生素、维生素C、维生素E等，有助于调节体内的酸碱平衡，热量低，又有抗氧化功能。绿茶粉是以绿茶为原料制成的保健品，具有抗氧化、降低胆固醇、控制血压、预防心血管疾病、促进糖代谢、强化胰岛素等功效，是"三高"人群理想的保健品。

研究结果显示，绿茶粉是理想的降糖产品，可降低饭后血糖。其原理有二：一是绿茶中的纤维素可干扰葡萄糖的吸收；二是的绿茶中的儿茶素一方面可加强胰岛素功能，另一方面可抑制唾液、胰液淀粉酶与小肠内糖类消化酶的活性，延缓饭后血糖的上升。

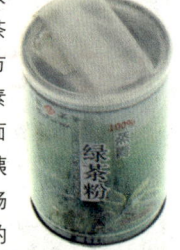

国医小课堂

◎建议每日摄取500毫克绿茶粉。
◎勿在空腹时饮用，以免伤及肠胃。

【蒜精】

大蒜具有消毒杀菌、抗氧化、抗血栓、扩张血管、调节血糖、促进消化等作用，是公认的健康食品。

而蒜精是经科技萃取的保健品，含有钙、硒、维生素C、铁、蒜素、蒜烯、磷、维生素B_1、维生素B_2、二硫化二丙烯基、锗等有效成分。蒜精中的蒜素可以抑制肝脏中胆固醇的合成，进而达到降低血液中胆固醇的作用。此外，蒜素还具有抑制血管内皮细胞中腺甙脱氢酶的活性，增加使血管松弛的一氧化氮的浓度以及阻断细胞钙离子使血管扩张等诸多功能，最终达到扩张血管、降低血压的作用。

国医小课堂

◎饭后是补充蒜精的最佳时机，每日建议摄取量为900毫克。如果摄取量过多，会引起心跳加快、头痛、失眠、胃酸分泌过多等症状。
◎蒜素可以说是大蒜最具价值的营养成分，但在完整的蒜粒里，是没有蒜素的，只存在蒜素的前驱物质。一旦大蒜被切开，前驱物质才会转化为蒜素。

【蜂胶】

蜂胶是一种纯天然的保健品，含有黄酮类化合物、脂肪酸、酶类、维生素A、B族维生素、维生素C、27种氨基酸、34种微量元素。

蜂胶中黄酮类、萜烯类化合物能促进外源葡萄糖合成肝原糖，对胰岛细胞起保护作用；其所含的梓醇、蝶芪等物质具有明显的降低血糖的作用；蜂胶中的钙、铬、镁、钾等微量元素有激活胰岛素、改善糖耐量、参与胰岛细胞功能调节等功效。蜂胶是公认的天然抗氧化剂，其中的水飞蓟宾能清除过剩的自由基，稳定生物膜，对胰岛损伤起保护作用，阻止血糖持续升高。

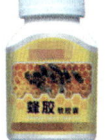

国医小课堂

◎滴剂型蜂胶应加入开水、果汁或牛奶稀释后，再服用，以免灼伤口腔。
◎蜂胶服用的最佳时间为早晨。
◎异位性过敏（对蜂蜜、花粉过敏）体质者服用前，应先咨询专业医师或营养师。

【蜂王浆】

蜂王浆因营养丰富、功效卓著而成为常用的保健品。它是蜜蜂利用"咽头腺"分解花粉、花蜜，再由"唾液腺"分泌的黏稠物质，作为供给蜂王的养分。

蜂王浆中含有一种类胰岛素多肽，是调节血糖的有效物质，能促进胰岛素分泌，使糖的代谢得以正常进行。蜂王浆中含有多种微量元素，其中所含的铬是预防高血糖所必需的，钙可以影响胰岛素的分泌和释放，镍是胰岛素的辅酶成分。蜂王浆中的乙酰胆碱也有降血糖作用。

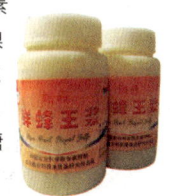

国医小课堂

◎建议每日摄取新鲜蜂王浆10克或者蜂王浆胶囊约500毫克。食用过量会引起肠胃不适。
◎空腹服用蜂王浆效果较好，肠胃不适者可于两餐之间服用。不可与蜂蜜混合服用，以免破坏蜂王浆中的B族维生素。
◎对蜂蜜、蜂胶、花粉过敏者，应进行过敏测试后再服用。

【酵母片】

人们常常误以为酵母片的主要作用是帮助消化。其实,酵母片是以大麦苗汁、大麦苗粉、大麦苗锭剂为原料制成的保健品,所含的酵母菌已经没有活性,对消化几乎不起作用。真正具有保健作用的是,其富含的B族维生素、多种氨基酸和矿物质。它们可以起到强化胰岛素功能、促进葡萄糖利用、改善贫血现象等作用。其所含的铬元素是耐糖因子GTF的主要成分,可增加胰岛素的敏感度,协助运输葡萄糖,达到控制血糖的作用。糖尿病患者必须控制饮食,因而很难从食物中获得充足的铬元素,所以用酵母片来补充铬是不错的选择。

国医小课堂

GTF是glucose tolerance factor的缩写,称为"葡萄糖耐受因子"。主要功能是维持糖的代谢,与胰岛素、胰岛素受体共同合作,将血液中的葡萄糖运送到细胞中。GTF以铬为主要成分,正常人体可通过食物摄取铬,然后在体内合成GTF。

【螺旋藻】

螺旋藻含丰富的不饱和脂肪酸、β-胡萝卜素和维生素E。螺旋藻中的不饱和脂肪酸是属于γ-次亚麻酸、亚麻酸,可与胆固醇结合,并使其代谢转化为胆酸排出体外,进而减少血液黏稠度,避免血脂沉积。

螺旋藻中的β-胡萝卜素能防止过多低密度脂蛋白形成和氧化。螺旋藻中所含的丰富的叶绿素具有整肠净血作用,可使血液变得清洁、减轻血液黏稠度、提高血管通透性或弹性、软化血管,从而达到降低血脂的作用。

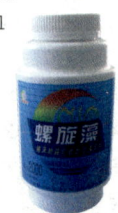

国医小课堂

◎一般人每日约需3克螺旋藻,因其含有丰富的氨基酸和核酸,会在体内代谢成尿酸,尿酸过高及肾功能不全者,所以应小心服用。
◎甲状腺功能亢进和必须限制蛋白质摄取的人群,最好先咨询医生再服用螺旋藻。

【甘蔗原素】

甘蔗原素是利用现代高科技生化技术,从古巴甘蔗表皮的白色蜡质和甘蔗叶中萃取出的天然成分,具有显著的降血脂作用。

甘蔗原素可降血脂的主要原因是其可调节人体内"HMG-COA还原酶"的活性,减少胆固醇的合成,并可延缓低密度脂蛋白氧化,加速其分解代谢的过程,防止发生动脉硬化。此外,甘蔗原素还可降低小肠对脂质的吸收,这是它与其他降血脂药物最大的不同之处。

实验证明,服用甘蔗原素两个月,即可明显降低胆固醇含量,成效甚至比他汀类药品更显著;更重要的是,甘蔗原素在服用后30分钟至2小时就能发挥作用,且可以长期服用而没有副作用。

国医小课堂

甘蔗原素是从甘蔗表皮萃取。依特定比例合成的,每千克新鲜甘蔗只能萃取出0.1毫克甘蔗原素,因此不建议通过新鲜甘蔗来获取甘蔗原素。

【葡萄籽】

葡萄籽中最有效的成分"原花青素",是一种生物类黄酮物质,具有超强的抗氧化力。临床研究证实,它的抗氧化能力是维生素C的20倍、维生素E的50倍,有助于抑制胆固醇氧化沉积、降低血管硬化的危险。

葡萄籽中含有丰富的蛋白质,可修补结缔组织中的胶原蛋白和弹力蛋白,对心脏血管有一定的保护作用。这样的功效同样可使血管内壁细胞保持良好弹性,避免破损处吸附脂质而形成血栓。同时,它还能抑制血小板凝聚,预防血栓发生。

国医小课堂

◎葡萄籽中真正有利于健康的物质是原花青素。选择产品时,一定要看清楚葡萄籽萃取物——原花青素标示的含量。
◎一般而言,葡萄籽补充品安全性很高,但它会加强降胆固醇药的功效。服用降脂药物者若要同时补充葡萄籽保健品,最好先咨询医生。

【番茄红素】

番茄红素是一种色素，是类胡萝卜素家族的一员，但其抗氧化力是β-胡萝卜素的2倍、维生素E的100倍。西红柿、葡萄柚、红辣椒、西瓜、木瓜等红橙色蔬果中都广泛存在着番茄红素。西红柿中含有的番茄红素尤其多，颜色越红的西红柿中含有的番茄红素越多。

人体无法自行合成番茄红素，只能从食物中摄取。研究发现，连续4周每天吃一个西红柿，体内可增加15%的高密度脂蛋白，同时降低低密度脂蛋白含量，进而保护心血管，降低罹患冠心病的概率。

国医小课堂

◎建议每人每天摄取25~30毫克的番茄红素，相当于大约250毫升的西红柿汁或2~3个大西红柿。

◎番茄红素为脂溶性物质，经过油脂烹调后更有益于人体吸收。市面上的番茄红素保健品，以油脂为基底的软胶囊包装较佳。

【蔓越莓】（小红莓）

一般人对于蔓越莓（小红莓）的认知，大多限于它可以保护胃壁，有益于泌尿系统健康，是对抗幽门螺旋杆菌的利器。其实，它对保护心血管也很有效果。蔓越莓中含有丰富的维生素C、类黄酮和原花青素，它们都是卓越的抗氧化成分，有助于清除体内过多的自由基，延长脂质氧化的时间，进而发挥降低血液中胆固醇和甘油三酯含量的功效。

每天饮用2~3杯蔓越莓汁，会使血液中抗氧化成分增加1.21倍，低密度脂蛋白及甘油三酯明显减少，高密度脂蛋白上升10%，心血管疾病的风险则降低40%之多。

国医小课堂

◎蔓越莓纯汁很酸，市面上的蔓越莓汁为增加口感，多加入大量的糖分，长期饮用需小心热量问题。若为防止泌尿道感染，则效果不佳。因为糖分会加速细菌繁殖，使预防效果大打折扣。

◎建议选择天然高浓缩的蔓越莓胶囊，每天2~3粒。它对一般抗生素也不易产生药物交互作用，具有很高的安全性。

【甲壳素】

甲壳素是从海中甲壳类动物提炼出的可食动物性纤维。一直以来，很多人认为它是减肥圣品。其实，它还是一种很好的降脂、降压的保健品，其最早的用途也是降脂。甲壳素降血脂的作用机制跟植物膳食纤维一样。甲壳素进入消化道后无法被人体吸收，但可以跟胆酸结合并加速排出，因而能抑制胆固醇的合成，降低脂质在体内的堆积。研究表明，使用甲壳素能降低47%～51%的血胆固醇、32%～41%的其他脂类。

国医小课堂

◎甲壳素有助于降低血液中的胆固醇，相对地也会抑制脂溶性维生素、钙质及β-胡萝卜素的吸收，所以处于发育中的儿童不宜服用。一般人若长期服用，也需多补充相关的营养素。

◎服用甲壳素的同时需多补充水分，以防便秘。

◎对鱼虾过敏及肠胃功能较差者，不宜服用甲壳素补充品，以免引发恶心、腹泻、腹痛或便秘等不适症状。

【月见草油】

在西方，月见草素有"帝王万灵药"之称。将其种子低温榨压而得的月见草油，含有约70%的亚麻油酸及10%的γ-次亚麻油酸，可形成前列腺素1。前列腺素1有抵抗血小板凝聚的作用，可避免形成血栓。此外，月见草油中含有天然的ω-3和ω-6不饱和脂肪酸，对高血压、高血糖、高脂血症有极大的改善作用。

国医小课堂

◎亚麻酸和γ-次亚麻酸都极易氧化，因此月见草油最常以胶囊包装，并加入维生素E，以增加其稳定性。一般人每日建议服用量为1.5～2.0克。

◎多摄取含维生素C、B族维生素及镁、锌营养素的食物，更有助于月见草油中的前列腺素1发挥功效。

◎若有激素失调问题的乳癌患者以及癫痫患者，最好向医师咨询后再服用，使用量也要小心控制。

第六章 "三高"人群饮食烹饪有讲究

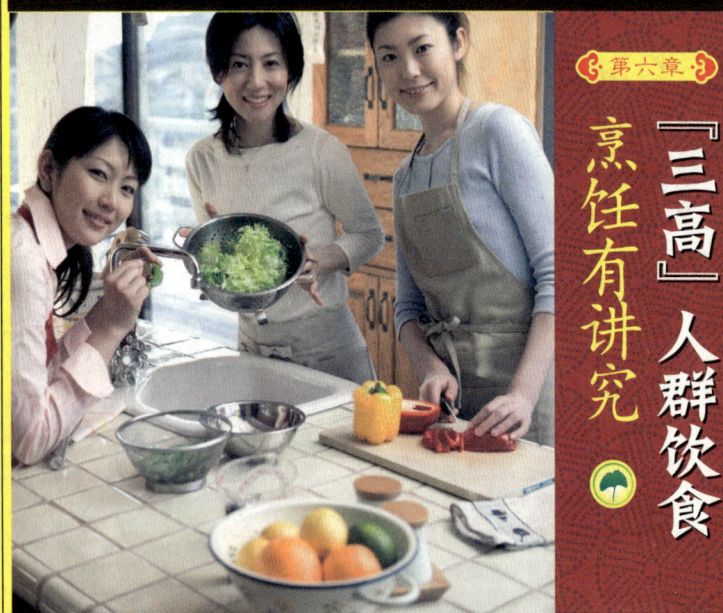

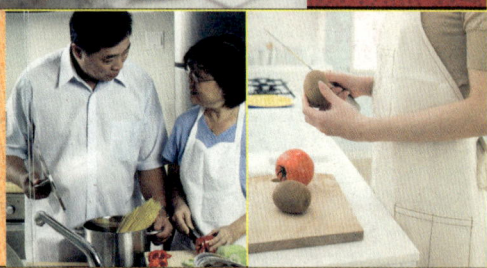

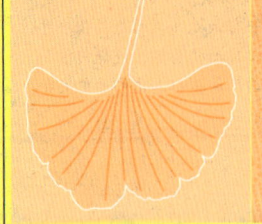

现代人的饮食结构、烹饪方式有诸多不合理。人们更容易过多地摄入钠盐、食糖,大量饮酒,膳食中过多摄入脂肪等,而这些对高血压、高脂血病、糖尿病等心血管疾病的发生和发展都有着重要影响。本章我们将讨论如何更合理地进行烹饪、饮食,以防治和缓解"三高"症状。

"三高"家庭必须掌握的烹调技巧

适量摄取食盐的烹调技巧

盐为百味之首，食物中的咸味主要来自食盐。但过量摄取食盐，体内的氯离子就会偏多，过多的氯离子会使体内血管紧张素Ⅰ向血管紧张素Ⅱ转化，造成血管收缩，从而引起高血压。另外，过量食用食盐会让高脂血症患者血管变脆的可能性增高，加之由食盐过剩而引起的高血压会增加患者动脉硬化的风险，所以高脂血症患者也不宜过多摄取食盐。那么，日常生活中应该怎样避免过多地摄取食盐呢？

◎**菜肴快熟时加盐**。为保持菜肴的鲜嫩松软，减少养分流失，可于烹调中及快熟时加盐，这样可减少盐对菜肴的渗透压。

◎**用其他调味品替换食盐调味**。除了食盐，其他调味剂中也含有一定的盐分。因此，可利用酸味、香味和调味汁来代替食盐调味，以减少用盐量。

◎**少食盐分高的加工食品**。加工食品如咸菜、榨菜、腐乳、熟肉制品、咸鸭蛋以及外购的花卷、包子、馅饼等都含有不少盐。平时应少吃此类食品。

◎**醋是咸食爱好者的福音**。习惯过咸食物者，可在烹制菜肴时少放盐、加少许醋，以提高菜肴的鲜香味，帮助自己适应少盐食物。

适量摄取食糖的烹调技巧

糖是甜味调料，由甜菜和甘蔗或其他原料制成。食品中天然含有的各种单糖和双糖都具有甜味，其中果糖甜度最高，蔗糖次之，乳糖甜度最低。不同的糖具有不同的特点，因此在使用糖烹饪食物时，不宜多吃糖的糖尿病患者要合理加工、利用。

◎果糖在低温下甜味会变强，高温下则会变弱。而蔗糖的甜味较稳定，无论冷热，其甜味都不会发生太大变化，且蔗糖的甜度比果糖的高。因此，在烹饪时，最好选择果糖，且需长时间高温加热，以降低果糖的甜度，从而减少糖的摄取量。

◎由于蔗糖的吸湿性不好，制作糕点时易使其质感较硬，可加入果葡糖浆或山梨糖醇之类的甜味剂，在增甜的同时还能保湿，不仅使糕点吃起来口感柔软、湿润而有弹性，而且由于甜味剂不具有增加血糖的作用，非常适合糖尿病患者食用。

◎在烹制其他食物时，也可用木糖醇、山梨醇、甘露醇等保健型甜味剂来代替食糖。甜味剂不是糖类，只是有甜味口感而已，不会引起血糖的波动，也不会增加食用者热量的摄取。

适量摄取胆固醇的烹调技巧

胆固醇是人体细胞膜的重要组成成分，是大脑、肝脏等重要脏器的组成部分，也是很多重要激素和维生素合成的前体物质。它有助于血管壁的修复和保持完整。但如果胆固醇摄取过多，就会使血脂升高，引起动脉粥样硬化，从而成为引发心肌梗死、冠心病、中风等疾病的危险因素。因此，应使其摄取量保持在一定的水平。在日常饮食中，要科学饮食，既要有胆固醇，又不能过量。那么，如何巧选食材，减少胆固醇的摄取呢？

◎烹饪食材要选用低胆固醇食物，如各种植物性食物及禽肉、乳品、鱼等。

◎避免多吃高脂肪、高胆固醇的食物，尤其是富含饱和脂肪酸的食物，如猪油及其他动物脂肪、脑、蟹黄等。少吃或不吃动物内脏，用脱脂奶代替全脂奶，蛋黄每周摄取不超过两个。

◎多吃富含植物胆固醇和膳食纤维的食物，如各种绿色蔬菜。

◎控制总热量的摄取。以米饭、全麦面包、燕麦及南瓜为佳，少吃或不吃油炸食品及点心。每天主食保持在男性300克、女性200克。

◎用橄榄油作为食用油。橄榄油不仅能降低血液中不利人体健康的低密度脂蛋白的浓度，还能升高有益健康的高密度脂蛋白的浓度，从而保护心血管系统。

◎减少饱和脂肪酸的摄取。少吃动物脂肪,如排骨、香肠等。
◎增加不饱和脂肪酸的摄取。每周吃两次鱼,用橄榄油或茶子油代替其他烹调用油。

适量摄取油脂的烹调技巧

食用油是人们生活的必需品,其油脂的基本组成成分主要为饱和脂肪酸、单不饱和脂肪酸、多不饱和脂肪酸三大类。按脂肪酸含量的国际营养标准:饱和脂肪酸含量若超过12%,多余的部分就会在人体内产生脂肪积聚,继而造成血脂水平异常,诱发高脂血症、高血压、动脉粥样硬化等严重心脑血管疾病。因此,我们要学会巧妙烹调,以减少油脂的摄取量。

◎烹调食物时,尽可能采取不用或少用烹调油的方法,如急火快炒、煮、炖等。控制烹调时的温度,以油温不超过三成热为宜。

◎在炒菜时,可使用特氟纶加工制成的长柄平锅。它能很好地使油熔化,即使有少量的油也不会使菜烧焦,可减少一半以上的用油量。

◎使用几乎不产生热量的食物,如以蔬菜、蘑菇、芋头为主的低能量食品,以增加饭菜的量。

◎易吸油的食材不要放太多,不容易炒熟的食材可先把它烫过再炒。

◎制作油炸食品时,材料的表面积和面糊的厚度会影响食物的吸油率。表面积越小,面糊越薄,吸油率就会越少,因此在制作油炸食品时要尽量不切或少切食材,食材外面包的面粉要尽可能去掉一些。油炸食品宜选普通面粉,并尽可能选用细的面粉。烹调油炸食品时,宜选用糖汁和素汤汁,因为糖汁可很好地除去油汁。炸好的食品不要忘记在油炸后用面巾纸将多余的油吸掉。

◎炸肉和铁板烤肉不如架烤和散烤好,这样可将多余的脂肪去除,胆固醇可大幅度减少。烤鱼时建议包上锡箔纸或放入烤箱去烤,可保持鱼肉的鲜美。

烹调食物时,尽可能少用烹调油,油温不超过三成热为宜

合理安排"三高"人群的饮食营养

饮食是控制"三高"的"四大基石"之一,掌握正确的饮食方式和培养良好的饮食习惯对"三高"人群极为有利。下面,我们就"三高"人群宜采取的营养饮食措施进行详细的介绍。

谷类是每日膳食的基础

随着人们生活水平的提高,在膳食结构中,动物性食物的摄取量超过了谷类食物的,这对"三高"人群是极为不利的。谷类是膳食能量的基本来源,应成为我们每日膳食的基础,尤其应提倡选用部分粗杂粮。

适量摄取动物性食物

很多人担心摄取动物性食物会增加心血管病的发生概率。其实,动物性食物是优质蛋白质、脂溶性维生素和矿物质的良好来源,尤其是其所含的赖氨酸较高,有利于补充谷类蛋白质中赖氨酸的不足。同时,鱼类(特别是海产鱼)中含有n-3多不饱和脂肪酸有,对预防心血管疾病具有很好的作用。

多饮水的好处

动脉硬化的发生多由食盐中的钠离子在血管壁上沉积所致。若在早晨起床后马上喝一杯温开水,可把前一天晚餐吃进体内的氯化钠很快排出体外。同时,多饮水还能稀释血液浓度,促使含氮废物排出体外,可防止"三高"的发生。建议不要等到渴了再喝水,每日饮水应达到1500~2000毫升。

黑色食物益处多

动物性黑色食物中，蛋白质的含量十分丰富，而且质量好，容易被人体吸收。植物性的黑色食物，脂肪含量较高，但其脂肪的成分多为不饱和脂肪酸，有利于营养脑细胞，防止血中胆固醇沉积，并有利于脂溶性维生素的吸收，对预防高血压、高血脂有显著效果。尤其是植物性黑色食物含膳食纤维比较丰富，且所含淀粉消化速度较慢，血糖指数也很低，常吃可维持血糖稳定。所以，"三高"人群在日常饮食中，要养成多吃黑色食物的好习惯，如黑米、黑豆、黑木耳等。

饮茶的好处多多

绿茶中有一种多酚物质，能够对抗自由基，改善血管壁的通透性，有效增加心肌和血管壁的弹性，避免动脉硬化，从而预防心血管疾病的。普洱茶还具有抑制体内低密度脂蛋白氧化、延缓胆固醇的合成以及促进胆固醇的代谢等功效，如果能长期饮用，可预防高血脂的发生，并改善高血脂的症状。

茶多糖是茶叶复合多糖的简称，能增强存在于胰岛B细胞中的激酶活性，受胰岛素调节，可催化体内糖类物质转化成肝糖原，从而降低血糖，达到防治糖尿病的目的。

但为防止茶中所含的咖啡因造成心律不齐或肾脏负担，冠心病或肾功能不全的人，不宜喝过浓的茶。同时，还应注意饮茶的时间最好在餐后或餐与餐之间，避免空腹饮茶，以免刺激肠胃。

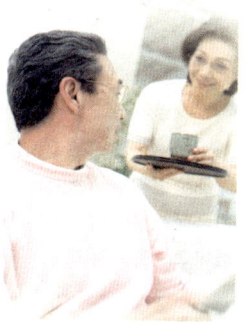

饮茶对"三高"患者好处多，最佳的饮茶时间应在餐后或餐与餐之间

多食用黄豆补充蛋白质

黄豆所含的蛋白质可媲美动物性食物，且热量仅是牛肉的一半，也没有肉类含胆固醇的问题。同时,黄豆富含膳食纤维,能够降低血液中总胆固醇、低密度脂蛋白及甘油三酯的含量。其所含的大豆异黄酮还能降低血液中胆固醇浓度。因此高血脂患者不妨多以黄豆及豆类制品来补充所需的蛋白质。建议每天至少摄取30克的黄豆蛋白,以预防胆固醇上升。

每天喝点牛奶

牛奶是一种优质蛋白质,可帮助增加尿的排泄量,保持血管弹性,并有一定的降压作用。同时,牛奶中还含有丰富的钙质,钙在预防高血压等慢性疾病方面有独特的作用,所以高血压患者坚持喝牛奶可使血压稳定下来。

虽然牛奶中所含的不饱和脂肪酸较少,但牛奶中还含有一种耐热的低分子化合物,可抑制胆固醇的生物合成;而且牛奶中含有乳清酸,可影响脂肪代谢。因此,患高血脂、冠心病的老年人也可以喝牛奶。

建议49岁以内的成年人每日牛奶摄取量为800毫克,而50岁以上的成年人每日牛奶摄取量应为1000毫克。

要想抗氧化,就要多补充维生素

过多的胆固醇堆积在血管壁上被氧化,被免疫细胞吞入后,易形成泡沫细胞堆积在动脉血管壁上,使管径变得狭窄,影响血液流动而使血压升高,而抗氧化剂(如维生素中的维生素C、维生素E及β-胡萝卜素)则可消除血液中的自由基,防止胆固醇氧化形成泡沫细胞堆积。

含维生素C的食物主要是蔬菜和水果;含维生素E的食物主要是谷类、坚果及一些动物性食品;含类胡萝卜素(如β-胡萝卜素、番茄红素)的食物主要有红、橙、黄色的蔬果,如胡萝卜、红薯、西红柿等。

但在烹调和饮food中应注意:维生素C极易受到热及光的破坏,如需烹调,要尽量缩短时间,以便保持天然食物中维生素C的活性。维生素E最好从天然食物中获得。而β-胡萝卜素、番茄红素属于脂溶性维生素,不会因加热而被破坏,因此在烹调时加一点油脂加热烹调,会更有助于人体吸收。

"三高"人群须避免的饮食营养摄取方式

作为"三高"这样特殊的群体,在日常饮食生活中,不仅要重视加强营养,适量吃些营养丰富的食物,而且在膳食结构、饮食烹调、饮食卫生以及食品选择等方面,都应加倍小心谨慎。千万不要触碰到"三高"饮食的雷区。以下的饮食方式,"三高"人群要极力避免。

胆固醇的摄取"宁低勿高"

高血脂患者胆固醇摄取量应本着"宁低勿高"的原则,每日的摄取量应低于300毫克。宜食几乎不含胆固醇的植物性食物,对于胆固醇含量高的等动物内脏,如肝、肾、肠、脑等,一定要忌食,蛋和鱼一定要少吃。

严格控制饮酒量

少量饮酒能够改善人体脂质代谢,促进血液循环,并可有效防治动脉硬化;但大量饮酒会损伤人体组织细胞,抑制脂蛋白脂肪酶的活性,造成肝脏合成低密度脂蛋白增多,导致血液中低密度脂蛋白消除速度减慢,促使甘油三酯浓度升高,进而加速动脉粥样硬化和冠心病的发生。因此,高脂血症患者应严格限制饮酒量。

此外,酒精的解毒主要在肝脏中进行,而糖尿病患者的肝脏解毒能力较差,过量饮酒势必会加重肝脏负担进而引起肝损伤。过量饮酒也会使糖尿病患者的胰腺受到刺激而

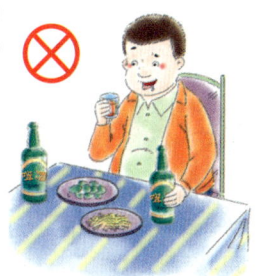

高脂血症、高血糖患者应严格控制饮酒量

影响其分泌液的成分，造成病情恶化。

不宜经常吃瘦肉

虽然瘦肉脂肪中的饱和脂肪酸低于肥肉的含量，但这并不等于瘦肉都是低脂肪的。把瘦肉作为日常膳食结构中主要的食物源，也会发生高血脂、动脉粥样硬化、脑出血等心血管疾病。因为瘦肉中含有较高的蛋氨酸，它在热理化处理过程中会产生一种叫同型半胱氨酸的有机物。这种有机物会对动脉血管壁内的内皮细胞造成直接损伤，促使血液中的胆固醇和甘油三酯等脂质沉积并渗入动脉血管壁内，以致形成动脉粥样斑块而发生动脉粥样硬化。所以，食瘦肉也要适度。

糖类食品宜少吃

一般一日三餐所摄取的糖类已能满足人体代谢的需要。如果在正餐之外过多地食用水果糖、甜食、巧克力等，就会使摄取的糖类过多，使其在肝脏内合成过多的脂类，造成体内脂肪堆积和血脂升高，进一步发展则会导致动脉粥样硬化和心脑血管疾病。

另外，由于老年人胰腺功能下降，导致耐糖量下降，如果过多地食用糖会引起糖代谢紊乱，从而使血糖升高诱发或加重糖尿病，而糖尿病又可加重脂质代谢紊乱和加速动脉粥样硬化及冠心病的形成。所以，高血脂患者除正餐外，不宜再额外添加甜食及各种糖类。

节食降血压往往适得其反

肥胖是影响高血压发生、发展的重要因素，一些肥胖性高血压患者常用节食减肥的方式来降低血压。事实上，盲目节食不仅起不到减肥降压的作用，反而会让血压升得更高；同时，节食还会造成营养不良，尤其易导致体内缺乏钾、钙和优质蛋白质等营养成分，使血压再度攀升。因此，节食降血压不可取。